சுற்றமும் சூழலும் நட்பும்

D1771231

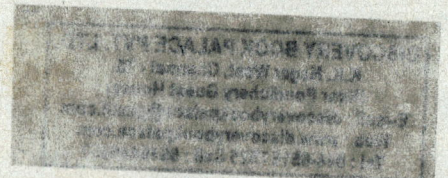

சுற்றமும் சூழலும் நட்பும்

மருத்துவர் கு.சிவராமன்
பூவுலகின் நண்பர்கள்

விகடன்
பிரசுரம்

Title :
SUTRAMUM SOOZHALUM NATPUM
© Dr. G.SIVARAMAN

ISBN: 978-81-8476-644-8

விகடன் பிரசுரம்: **878**

நூல் தலைப்பு:
சுற்றமும் சூழலும் நட்பும்

நூல் ஆசிரியர்:
© மருத்துவர் கு.சிவராமன்

அட்டை வடிவமைப்பு:
கே.பாண்டியன்

முதற்பதிப்பு : **டிசம்பர், 2014**

மூன்றாம் பதிப்பு : **நவம்பர், 2015**

விலை : **₹ 80**

பதிப்பாளர்:
பா.சீனிவாசன்

முதன்மை உதவி ஆசிரியர்:
அ.அன்பழகன்

கிராஃபிக் டிசைனர்:
த.வினோத்

வடிவமைப்பு:
ப.ஷங்கர், தே.ஆறுமுகம், ப.சுப்பிரமணி

இந்தப் புத்தகத்தின் எந்த ஒரு பகுதியையும் பதிப்பாளரின் எழுத்துபூர்வமான முன் அனுமதி பெறாமல் மறுபிரசுரம் செய்வதோ, அச்சு மற்றும் மின்னணு ஊடகங்களில் மறுபதிப்பு செய்வதோ காப்புரிமைச் சட்டப்படி தடை செய்யப்பட்டதாகும். புத்தக விமரிசனத்துக்கு மட்டும் இந்தப் புத்தகத்திலிருந்து மேற்கோள் காட்ட அனுமதிக்கப்படுகிறது.

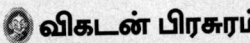

விகடன் பிரசுரம்
757, அண்ணா சாலை, சென்னை-600 002.

எடிட்டோரியல் பிரிவு போன்: 044-28524074 / 84
விற்பனை பிரிவு போன்: 044-42634283 / 84
e-mail: books@vikatan.com

பதிப்புரை

நாம் தொலைத்து வருவது நல்ல உணவு, நல்ல உடலுறுதி, நல்ல உள்ள மகிழ்வு, நல்ல சுற்றுச்சூழல். பாரம்பரிய எச்சங்களை, அறம்சார் அறிவியலின் துணைகொண்டு மீட்டெடுப்பது மட்டும்தான் மிச்சமிருக்கும் ஒரே நம்பிக்கை.

– மருத்துவர் கு.சிவராமன்.

இயற்கையை மீறி நடக்கும் செயல்கள் யாவும் சிறப்புடன் அமைந்ததில்லை என்று சரித்திரம் சொல்கிறது. அது உணவுக்கும் பொருந்தும், மருத்துவத்திற்கும் பொருந்தும்.

உடலே உயிர்.. உணவே மருந்து என்ற திட நுட்பமான உண்மை விளங்கினால் நோயற்ற வாழ்வு நிச்சயம். அவசர கதியான உலகில் மனித வாழ்வியலில் எங்கு நோக்கினும் கலப்படம் என்பது இரண்டற கலந்துவிட்டது. இதன் விளைவு புதிய புதிய நோய்களின் உற்பத்தி. இயற்கை விதிகளை மீறி சூழலை மாசுபடுத்துவதின் விளைவாக விளையும் பாதிப்புகள் மனிதகுல அழிவுக்கு வழிவகுக்கும். இந்த பேரபாயத்தை நாம் உணர வேண்டும்.

உணவும், சூழலும், மருத்துவமும் ஒன்றோடொன்று தொடர்புடையவை.

‘பாரம்பரிய அனுபவங்களைக் கட்டவிழ்க்க, பாரபட்சமற்ற பாரம்பரிய மருத்துவப் புரிதலும் வேண்டும்; நவீன விஞ்ஞான ஆய்வுகளும் வேண்டும். இரண்டில் எது குறைந்தாலும் விடை கிடைக்காது. இங்கே முட்டுக்கட்டையாக இருப்பது இரண்டின் ஒருங்கிணைந்த பார்வையும் இல்லாததுதான்’ என்கிறார் மருத்துவர் கு.சிவராமன்.

இயற்கையோடு இணைந்த வாழ்வே பெருவாழ்வு. நாம் உண்ணும் உணவு தூய்மையானதாக, கலப்படம் அற்றதாக இருக்க வேண்டும். அதனை உற்பத்தி செய்யும் நிலத்தை பாதுகாக்க வேண்டும். நமக்கெல்லாம் சோறுபோடும் விவசாயி வயிறு நிரம்ப வேண்டும். இதற்கு நாம் என்ன செய்யவேண்டும்.

‘சுற்றமும் சூழலும் நட்பும்’ என்ற இந்தப் புத்தகத்தில் நம் நிகழ்கால வாழ்வுக்கும், எதிர்கால வாழ்வாதாரத்திற்கும் அடிப்படை என்ன என்பதை சுட்டிக்காட்டுகிறார் நூலாசிரியர்.

‘நலவாழ்வுக்கு நல்ல தூக்கமும் அக மகிழ்வும் இயல்பாய் நிகழும் வாழ்வியல் வேண்டும். அதற்கு வாழ்வின் உயரங்களை விட சம நிலங்களைப் பற்றிய புரிதல் வேண்டும். பாரம்பரியம் பலகாலமாய்க் கற்றுக் கொடுத்தது அதைத்தான்’ எனும் கு.சிவராமன் நம் வாழ்வை நெறிப்படுத்தும் முறைகளையும் வகுத்தளிக்கிறார்.

வாருங்கள் நாமும் அவரோடு இணைவோம். நம் பாரம்பரியம் காக்க...

முன்னுரை

‘**சு**ற்றமும் சூழலும் நட்பும்’ - தினமணி, தி இந்து நாளிதழ், எனது வலைப்பூ இவற்றில் ஆங்காங்கே நான் எழுதிய கட்டுரைகளின் தொகுப்பு. எப்போதோ எழுதிய வற்றைக் கோர்த்துப் படிப்பதும்கூட கொஞ்சம் மகிழ்ச்சி யாகத்தான் இருக்கின்றது. அறம் தொலைத்த அறிவியல், காப்புரிமைக்குள்ளும் அதன் வணிகக் கண்ணியுள் சிக்கிய தொழில்நுட்பங்கள், ‘பலன் தருவனவற்றை (எனக்கு மட்டும்) பல மடங்கு கட்டி எழுப்பு’ (build the best) எனும் சுயநல அரசியல் சித்தாந்தத்துள் சுருங்கிப் போய்விட்ட தேச இறையாண்மை குறித்த ஏக்கங்கள்தாம் இக்கட்டுரையின் எச்சங்கள்.

‘மரம்சார் மருந்து கொளார்’ என பல்லுயிர் பாதுகாப்பு குறித்து பல நூறாண்டு முன்பு பேசிய சமூகம் நாம். குடி உயர கோன் உயரும் என்ற அரசியல் சித்தாந்தமும், ’உணவெனப்படுவது நிலத்தொடு நீரே’ என்ற வாழ்வியல் சித்தாந்தமும் கொண்டிருந்த கூட்டம் நாம். பகுத்துண்டு பல்லுயிர் ஓம்பிய மரபு நம்முடையது. எங்கே இழந்தோம் இந்த மரபுகளை? நவீனத்தின் நெரிசலான வாழ்வில், ‘மணிநீரும் மண்ணும் மலையும், அணிநிழற் காடுகளும் அரணெ’னச் சொன்ன வள்ளுவனின் சூழல் விதியைத் தொலைத்தபோதா? உலகத்தின் மூத்த நாகரீகங்களாய்ப் பதிவு செய்யப்பட்ட எகிப்து, கிரேக்க சுமேரிய நைல் நாகரீகங்கள் எல்லாம் சொல்லாத திணை சார்ந்த உணவையும், வாழ்விய லையும் சொன்ன நம் தமிழ் மரபை ஒட்டுமொத்தமாய் இழந்தபோதா? ‘வாடிய பயிரை கண்டபோதெல்லாம் வாடினேன்’ என வள்ளலார் கூற்றுப்படி, எங்கள் நேசம், மனிதம் தாண்டி பல்லுயிரும் பாதுகாப்பது என இருந்தோமே அதை வளர்ச்சி என்ற ஒற்றை வார்த்தையில் தொலைத்தபோதா?

ராபின் பறவையின் வருகையை மேற்கு தொலைத்தது. சாரஸ் நாரையினை நாம் தொலைத்தோம். இப்படியே தொடர்ச்சியாய் பூமியில் நாம் நடத்தும் சுயநல வன் முறையில் எப்போதும் ராபினும் சாரசும் மட்டும் தொலையாது. ஒருநாள் நாமும்கூட தொலைந்து போகும் வாய்ப்பு உண்டு. இந்தக் கட்டுரைகள் இந்த எண்ண ஓட்டத்தில் எழுதப்பட்டவை. மருத்துவ உலகம் மொத்தமும் வணிகப் பிடியில் போனது, விவசாயத்தின் வளர்ச்சி நவீன பாதுகாப்பற்ற உத்திகளுக்குள் முழுமையாக முடக்கப்படுவதையும், தமிழர் வாழ்வியலான சித்த மருத்துவம், அதன் பயிற்சி, தத்துவம், ஒருங்கிணைந்த மருத்துவத்தின் அவசியம் குறித்த சில பார்வைகளும் இத்தொகுப்பில் பதிவேற்றப்பட்டு உள்ளன.

பட்டப்படிப்பைத் தாண்டி, எனக்குள் மாற்றுச் சிந்தனையை விதைத்த ஆளுமைகள் மறைந்த இயற்கை வேளாண் விஞ்ஞானி நம்மாழ்வார் ஐயாவும், மறைந்த பேராசிரியர் மரு. செ.நெ.தெய்வநாயகமும், அவர்களது வழிகாட்டுதலில் என் எண்ணங்களும் செயலும் செதுக்கப்பட்டதில், எப்போதுமே எனக்கு சொல்லொணா மகிழ்வும் நெகிழ்வும் நிறைவும் உண்டு. அன்னாரைப் பற்றியும் இத்தொகுப்பில் இரு கட்டுரைகள் உண்டு.

இதனை வாசித்து நூலாக்கிட முன்வந்த நண்பர்கள் ஜூனியர் விகடன் ஆசிரியர் ப.திருமாவேலன், விகடன் பதிப்பகம் டி.கலைச்செல்வன், ஜூனியர் விகடன் பொறுப்பாசிரியர் கே.ராஜா திருவேங்கடம், பிழைதிருத்திக் கொடுத்து உதவிட்ட மரு. சியாமளா ராஜ்குமார் மற்றும் விகடன் பதிப்பகத்தாருக்கு நன்றிகள் பல.

– மரு. **கு.சிவராமன்**

தொடர்புக்கு: herbsiddha@gmail.com
தொலைபேசிகள்: 044-26461455, 26601562

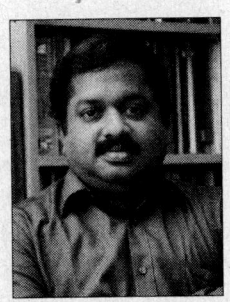

மருத்துவர் கு.சிவராமன்

பாளையங்கோட்டை அரசு சித்த மருத்துவக் கல்லூரியில் பட்டப் படிப்பும், தஞ்சை தமிழ்ப் பல்கலைக்கழகத்தில் முனைவர் பட்டமும் பெற்றவர்.

சிறந்த சித்த மருத்துவரான இவர், சென்னை கீழ்ப்பாக்கம் தோட்டம் பிரதான சாலையில் 'ஆரோக்கியா சித்த மருத்துவமனை'யை நடத்தி வருகிறார்.

உடலுக்கு நலம் பயக்கும் உணவுகள் (Functional Foods) குறித்து, கடந்த பத்து ஆண்டுகளாக ஆய்வுகள் செய்து வருகிறார். உலகின் பல நாடுகளுக்கும் பயணம் செய்து, சித்த மருத்துவம், மூலிகை, உணவு குறித்த ஆய்வுக் கட்டுரைகள் சமர்ப்பித்துள்ளார்.

இவரது 'வாங்க வாழலாம்' என்கிற நூல், 2006-ம் ஆண்டுக்கான தமிழக அரசின் சிறந்த நூலுக்கான விருதைப் பெற்றுள்ளது. இவர் எழுதிய 'ஏழாம் சுவை', 'ஆறாம் திணை' (பாகம் 1 & 2), நலம் 360° ஆகிய நூல்கள் விகடன் பிரசுரமாக வெளிவந்துள்ளன.

'பூவுலகின் நண்பர்கள்' எனும் சுற்றுச்சூழல் அமைப்பின் மூலம் சூழலுக்கு இசைவாக வாழும் கலையை வலியுறுத்தி வருகிறார்.

இந்த நூல்...
அமுதூட்டியதுடன்,
தமிழூட்டியும்
தன்னம்பிக்கையூட்டியும்
வளர்த்துவரும் என் அன்னைக்கு..

உள்ளே...

1. சுகாதாரமாயிருக்க சூழலை கொஞ்சம் நேசிப்போம் — 11
2. மாசுபடும் சூழலில் மிரளும் மனித நலம்! — 17
3. உலக உணவு தினம் — 21
4. யம்மி..ம்ம்மி! — 27
5. கடவுளாய் நீங்கள் இருங்களேன் — 32
6. காச நோய் கசக்கும் உண்மைகள் — 36
7. பூவுலகில் நாமும் ஒரு பூச்சிதான் — 41
8. குடும்ப மருத்துவர் - அவசர அவசியத் தேவை — 44
9. மிச்சமிருக்கும் ஒரே நம்பிக்கை — 50
10. அறிவியல் அடிப்படையற்றதா பாரம்பரிய மருத்துவம்? — 59
11. தமிழ் மருத்துவத்தில் ஆசீவகத்தின் கொடை — 64
12. தமிழகத்தில் தடுமாறும் மருத்துவ நிலைப்பாடுகள் — 75
13. மதங்களை மறுத்தது யோகா — 81
14. நம்மாழ்வார் — 86
15. தமிழின் அடையாளம், தமிழினத்தின் அணிகலன் பேரா. செ.நெ.தெய்வநாயகம் — 92

1

சுகாதாரமாயிருக்க சூழலை கொஞ்சம் நேசிப்போம்

சாதாரண காய்ச்சல் தானே..அதுக்கு ஏன் இந்த பரபரப்பு.. என்ற நிலை மாதிரி.. "காய்ச்சலா?.."- என்பதை கான்சரா? என்ற தொனியில் குரல் உயர்த்தி படபடக்க வைத்திருக்கிறது சமீபத்திய டெங்குவின் அட்டகாசம். 2006 டிசம்பரில் மூட்டுக்கு மூட்டு வலி தந்து, ஒட்டு மொத்த தமிழகத்தையும் முடக்கிய சிக்கன் குனியாவிற்குப் பின் டெங்குவின் பரவல்தான் பொது சுகாதாரம் மீது பொதுமக்களை கோபமாய்ப் புருவம் உயர்த்தச் செய்திருக்கிறது. அரசாங்கம் "அதெல்லாம் ஒண்ணும் அவ்வளவாயில்ல..சும்மாங்காட்டி பத்திரிக்கை பயமுறுத்துராங்க," என சொல்லி வந்தாலும் கடந்த வாரம் உலக சுகாதார நிறுவனம், இந்தியாவின் காதைத் திருகி ஒரு செய்தி தந்திருக்கிறது. உலகெங்கும் டெங்குவைப் பரப்பும் வேலையை இந்தியா செய்து வருகிறது என்பதுதான் அதன் கட்டுரையின் ரத்தினச் சுருக்கம்.

என்ன நடந்தது?. ரொம்ப நாளா மலேரியா, அப்புறம் யானைக்கால் வியாதி, சமீபமாய் சிக்கன் குனியா, இப்போ டெங்கு..என்ன ஆச்சு இந்த கொசுவுக்கு? ஏனிந்த கொலைவெறி? மாயன் காலண்டரில் சொன்னது போல் ஒருவேளை டெங்கு மூலமாயும் சங்கு சீக்கிரமாய் ஊதப்படுமோ? கொசுவதாரம் கொடி கட்டுவதற்கு நல்ல தண்ணீரை புடிச்சு வைத்தது

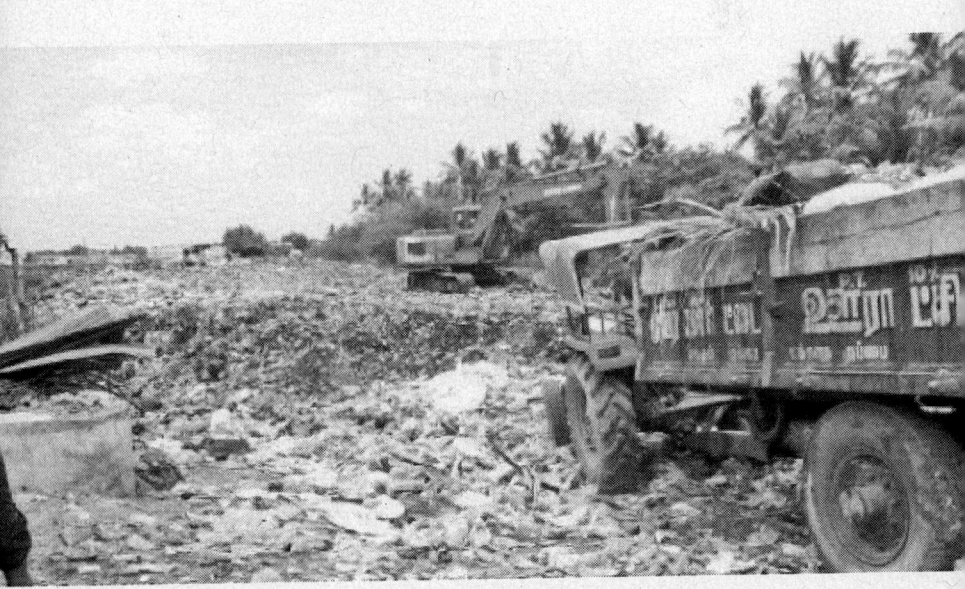

மட்டும் பெரும் காரணமாகச் சொல்லப்பட்டாலும் நமது பொறுப்பற்ற திடக்கழிவு மேலாண்மைதான் முக்கிய காரணம் என்கிறார்கள் சூழலியலாளர்கள். சென்னைக்கு மிக அருகே கிட்டத்தட்ட 61 வகை நீர் தாவரங்களுடன், 110 அரிய வகை நீர் பறவைகளுடன், 46 வகை மீன் 21 வகை ஊர்வனங்களுடன் ஒரு ஏரி உண்டு தெரியுமா? என்று கேட்டால், நீங்கள் 'டாண்'- என வேடந்தாங்கல் என்பீர்கள். ஆனால் அது சத்தியமாய் தப்பான பதில். ஆமாம்! சரியான பதில் பள்ளிக்கரணை என்பதுதான். சார்! என்ன விளையாடுறீங்களா? அது குப்பை மேடாச்சே, இன்னும் சென்னையின் மத்த இடம் மாதிரி ரியல் எஸ்டேட் பிச்சுட்டு போகாம இருக்க அந்த குப்பை தானே காரணம்,"- என நீங்கள் படபடக்கக் கூடும்.

ஆமாம். கிட்டத்தட்ட 3000 டன் திடக்கழிவுகளைக் கொட்டியதில் ஏரி மாறிப் போனது. சென்னை மட்டுமல்ல, தமிழகத்தின் பல ஊர்களின் புறப்பகுதியில் இருந்த ஏரி, குளம், கண்மாய் எல்லாம், இப்போது எஞ்சியனீரிங் காலேஜ், மெடிக்கல் காலேஜ் எனும் மறைமுக ஏற்றுமதி தளங்களாகவோ, அல்லது சிறப்பு பொருளாதார

மண்டலம் என்ற பெயரில் நேரடி ஏற்றுமதி தளங்களாகவோ மாறிப்போய் விட்டது. அப்படியே மிச்சம் மீதி குளம் தென்பட்டால், சீக்கிரம் அதைக் கெடுக்க அதைச் சுற்றி லேக் வியூ அபார்ட்மெண்ட் என்ற பெயரில் கான்கிரீட் காடு கட்டுமானத்துக்கு தயாராகும்.

குளமும் ஏரியும் காணாமல் போனதில், பறவைகள் வலசை வருவதை தடம் மாற்றிக் கொண்டன. நீர்த்தாவரங்கள் மடிந்து போயின. பறவையுண்ணும் புழுவும் பூச்சியும் அதிகப்பட்டுப்போயின. குப்பையுடன் தேங்கிய நல்ல நீரில் கொசுக்களும் பெருகின. ஒரு பக்கம், பல்லுயிர்த்தன்மையின் சிதைவு; இன்னொரு பக்கம் அவ்வுயிர்கள் வேறு வடிவம் எடுக்கும் அழுத்தம் உருவாவது; புதிது புதிதாய் அவதாரம் எடுக்கும் வைரஸ்களுக்கும், இதுகாறும் நன்மை செய்யும் பாக்டீரியா, கொடுங்கோலனாக மாறுவதற்கும் இந்த சமநிலை சிதைக்கப்பட்ட சூழலும் அது தரும் அழுத்தமும் தான் முதல் காரணமாகிறது.

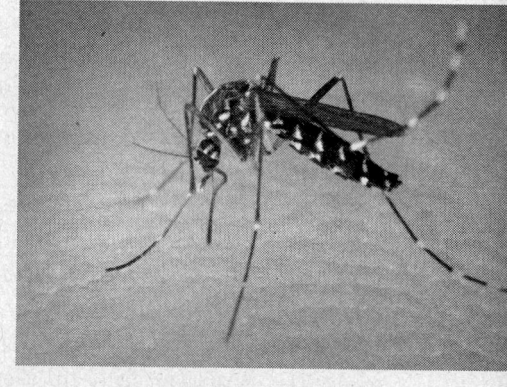

இன்றைக்கு டெங்கு நாளைக்கு இன்னும் எத்தனையோ. அறம் சார்ந்த அறிவியல் அழிந்து வருவதில், வளர்ச்சி என்ற நோக்கில் எடுக்கப்படும் பெரும்பாலான விஷயங்களில், சூழல் சிதைவு நியாயப்படுத்தப்படுகிறது. அல்லது ஓரங்கட்டப்படுகிறது. திடக்கழிவோ அணுக்கழிவோ அதை மேலாண்மை செய்வதில் காட்டும் அலட்சியமும் அவசரமும்தான் வருங்காலத்தில் உடல் ஆரோக்கியத்திற்கு வைக்கப்படும் உலை. பழைய தொற்று நோய்களான பிளேக், அம்மை, காசம் என்ற பயத்தில் இருந்து வெளிவந்த சில ஆண்டுகளுக்கெல்லாம், இப்போது பறவை காய்ச்சல், பன்றிக் காய்ச்சல், டெங்கு என புதிய தொற்றின் பிடியில் இருப்பதற்கு கூடிப்போன கொசுவும், மாறிப்போன வைரஸ், பாக்டீரியா கூட்டமும்தான் காரணம்..

தொற்று நோயில் இப்படி என்றால், தொற்றா நோய்க் கூட்டத்தில் *(Non communicable diseases)* எதிர்பார்ப்பிற்கு மேலாக எக்குத்தப்பாய்க் குவியும் புற்று நோயின் கொடூரப்பிடி, சூழல் நம்மை நோக்கி திருப்பி அடிக்கும் பலமான அடியோ என்று பலமுறை நினைக்கத் தோன்றுகிறது. 2010-ல் தேசிய கான்சர் பதிவமைப்பின் கணக்கீட்டில் வந்த எதிர்பார்ப்பை விட பெண்களுக்கு வரும் மார்பகப் புற்றும், கருப்பை கழுத்துப் புற்றும் அப்படியே இரண்டு மடங்காகிய புள்ளி விவரம் நிலை குலைய வைக்கிறது. தென் முனையில் திருவனந்தபுரம் சித்திரைத் திருநாள் மருத்துவமனையில் துவங்கி, வடமுனையில் பஞ்சாபில் பிகேனர் மருத்துவமனை வரை குவியும் புற்று நோயாளிகளில் பாதிக்கும் மேலானோர் வறுமையில் வாழ்ந்து வருபவர். கிடைக்கும் சில ஆண்டுகளைக் கூட சிரிப்புடன் வாழ மருத்துவ வசதியை போர்த்திக் கொள்ள முடியாத விவசாயக் கூலிகளும், பெண்களும் குழந்தைகளும் அதில் ஏராளம்.

Acrylonitrile butadiene styrene (ஏபிஎஸ்)- அப்படி என்றால் என்னவென்று பலருக்கும் தெரியாது. காரில் நமக்கும் கண்ணாடிக்கும் இடையில் உள்ள டேஷ் போர்டு செய்யப் பயன்படும் பிளாஸ்டிக் வகை மூலப் பொருள் அது. 1 கிலோ ஏபிஎஸ் செய்ய 2 கிலோ பெட்ரோலும் கொஞ்சம் கரியும் இன்னும் கொஞ்சம் ஆற்றலும் போதுமாம். ஆனால் ஏபிஎஸ் இருக்கும் ஆபத்து குறித்து பலருக்கும் தெரியாது. பார்க்கிங் செய்ய நிழலில் இடம் கிடைக்காமல், பட்டப்பகலில் கொளுத்தும் வெயிலில் காரை நிறுத்திவிட்டு, வேலையை முடித்தபின், 4-5 மணி நேரம் கழித்து, காருக்குள் ஏறினால் ஸ்டியரிங் வீலில் கை வைக்க முடியாதபடி சுடும். பழைய செருப்பு தண்ணீரில் நனைந்தது போல் ஒரு கெட்ட வாசம் வரும். அது ஏபிஎஸ் வெளியிடும் பென்சீன் நச்சாக இருக்கக் கூடுமாம். விஷயம் அந்த வாசம் அல்ல. அது கான்சர் உண்டாக்கும் காரணியாம். நுரையீரல் புற்றைத் தரும். மூளைப் புற்றைத் தரும் என்கிறது பல ஆய்வு முடிவுகள். ‘அதெல்லாம் கார்ல போகிறவங்களுக்கு.. நமக்கெதுக்கு”ன்னு நகர வேண்டாம். நம் அன்றாட வாழ்வில் சின்ன புள்ளைங்க விளையாடுற பில்டிங் செட்/ பேட்மேன் பொம்மை விளையாட்டுச் சாமானில் இருந்து ஷாப்பிங்

பை, சமையலறை சாமான் என இன்னும் பல இடங்களில் ஏபிஎஸ் சாமான் இருக்கிறது.

காரை விடுங்கள். இப்படி கான்சர் காரணிகள் நம்மைச் சுற்றி நாலாபுறமும் தொடர்கிறது. "எங்க வீட்டில் மாடுலார் கிச்சனாக்கும்...எல்லா ரூமிலும் மெலமின் ஃபினிஷ் வார்டு ரோப் (சமையலறையின் அத்தனை உள்ளடங்கிய ஷெல்ஃபுகளுக்குப் போடும் மரமும்-பிளாஸ்டிக் கலவையும் சேர்ந்து தயாரித்த மெட்டிரீயலினால் ஆன கதவுகள்)" என்று பெருமிதம் கொள்வோருக்கு ஒரு சின்ன வேண்டுகோள். அந்த கதவுகள் எதனால் செய்யப்பட்டது என்று கேட்டு அதன் விபரம் தெரிந்து கொள்ளுங்கள். பலவற்றில் யூரியா ஃபார்மால்டிஹைடு பயன்படுத்துகிறார்கள். யூரியா ஃபார்மால்டிஹைடு காற்றில் கசியும் தன்மையுடையதாம். தினமும் அதை நீங்கள் சுவாசிப்பது புற்றைத் தரும். ஐரோப்பா முழுக்க தடை செய்யப்பட்ட அந்த கெமிக்கல் இங்கு தாராளமாய்ப் புழக்கத்தில் உள்ளது. வெள்ளாக்காரனுக்கு நீதி! நமக்கு வியாதியா..என்னப்பா நியாயம்?

பிளாஸ்டிக்கின் பயன்பாட்டின் பெருக்கம் இப்போது கொஞ்ச நஞ்சமில்லை. ஏராளம். அதுவும் உணவுப் பொருள்கள் சேமித்து வைக்க, கொண்டு செல்ல, பேக்கிங் செய்ய, பிளாஸ்டிக் அத்து மீறி பயன்படுத்தப்படுகிறது. ஃபிரிட்ஜில் தண்ணீரை பிளாஸ்டிக் பாட்டிலில் வைப்பதும், .காய்கறிக் கடையில் வாங்கிய காய்கனிகளை பத்திரமாக பிளாஸ்டிக் பையில் பிரித்து வைப்பது மகா முட்டாள்தனம். இன்னும் அதிபுத்திசாலிகள் இரவே காய்களை வெட்டி, பிளாஸ்டிக் பையில் போட்டு சமர்த்தாய் ஃபிரிட்ஜில் வைத்து, காலையில் சமையல் செய்து வேகமாய்க் கிளம்புவது என்பது வேகமாய் வாழ்வை விட்டும் கிளம்புவது போல.. பிளாஸ்டிக் பையில் இருந்து கசியும் டையாக்ஸின் இரவெல்லாம் பையிலிருந்து உங்கள் உணவுத் துண்டுகளுக்குப் போகலாம். அதிசூட்டிலும் அதிகுளிரிலும் தான் இந்த டயாக்ஸின் கசிந்து வருமாம். பிளாஸ்டிக் புட்டியில் மாமிசதுண்டு, ஐஸ்துண்டுகள், சாக்லேட் இவையெல்லாம் போட்டு ஃப்ரிட்ஜ் 'ஃப்ரீசர் பாக்ஸி'ல் வைப்பது இன்னும் சொந்த செலவில் சூன்யம் வைப்பது மாதிரி. பொதுவாய், ஃப்ரீசர் பாக்ஸில் வெளியூரில் இருந்து பையன் வரும் வரை, வயசான பிணம் வைக்கலாம். மற்றதெல்லாம் அவ்வளவு நல்லதில்லை.

நாம் போர்த்தும் போர்வை அழுக்கில்லாமல் இருக்க ஆசைப்படுகிறோமல்லவா? நம் வீட்டு வாசல் சுத்தமாக இருக்க முயற்சிக்கிறோமல்லவா? நம் வீட்டு பால்கனியில் ரோஜாப்பூ பூத்தால் மகிழ்கிறோமல்லவா? நம் வீட்டு குழந்தை தவழ்ந்து வந்து “ஞ்ஞா” என்று சத்தமிட்டால், எடுத்தணைத்து முத்தமிடுகிறோமல்லவா? பிளாஸ்டிக்கும் ரசாயனமும் போட்டு சிதைக்காத பூமியின் பசுமையான போர்வையின் அழகையும் பொலிவையும் பார்த்து மகிழும் மனோபாவம் வேண்டும். வறண்ட நிலத்தில் அதில் பூக்கும் ஆவாரம் பூவிற்கும் ஆடிப்பாட வேண்டும் காற்றோடு கலந்து வரும் மைனாக்களின் குரலுக்கும் சிலாகிக்க வேண்டும். அந்த மகிழ்விலும், சந்தோஷத்திலும் சிலாகிப்பிலும் மட்டுமே, சூழலைக் காக்க முடியும், தொற்று நோயோ, தொற்றா நோயோ, அதனையும் முடிந்தவரை தவிர்க்க முடியும்.

2

மாசுபடும் சூழலில் மிரளும் மனித நலம்!

அது ஒரு பின்னிரவு நேரம். சென்னை நகரின் மேல்தட்டு மக்கள் மட்டும் பெருவாரியாகக் கதவை தட்டும் நட்சத்திர மருத்துவமனையின் தாய் சேய் நலப் பிரிவின் பிரசவ அறை வாசல். அவர்கள் கணிசமாய்க் கையிருப்பு உள்ள கணினிக் குடும்பம் போலும். "அடுத்த வாரமே வேலைக்கு போயாகணும் டாக்டர்! அவ உடம்புக்கு அதிகம் சிரமம் வராதில்ல, டாக்டர். 'ரெசசன் பீரியட்' இது..ரொம்ப லீவு எடுத்தால் வேலைக்கு வேட்டாயிடும்.." குளோபலிஸக் கணவனின் கரிசனத்தில், புத்துயிர் ஒன்று இப்பூவுலகைப் பார்க்க புது வழியில் பிதுக்கப்பட்டது. சுற்றியுள்ள மருத்துவக் கூட்டத்தின் மரபில்லாத அக்கறைகளுடன்.

திடீர் பிறப்பில் திகைத்துப் போய் விழித்திருந்த அந்த இளஞ்சிட்டு இன்னும் அழக்காணோம்! பிஞ்சு விரலை நீவி விட்டதில் அழ மறுத்த அந்த இளங்குருத்துக்கு இரு கைகளிலும் ஆறு விரல்கள். சப்பிய மூக்கும், கிழிந்த உதடும், தட்டையான பாதமும் கலவரப்படுத்தியதில், அடுத்தடுத்து அழைக்கப்பட்டனர் குழந்தை மருத்துவ விற்பன்னர்கள். *polydactyl, cleft palate, downs?* என்று புதுபுது வார்த்தைகளுடன் துவங்கியது, அக்குழந்தைக்கான தாலாட்டு.

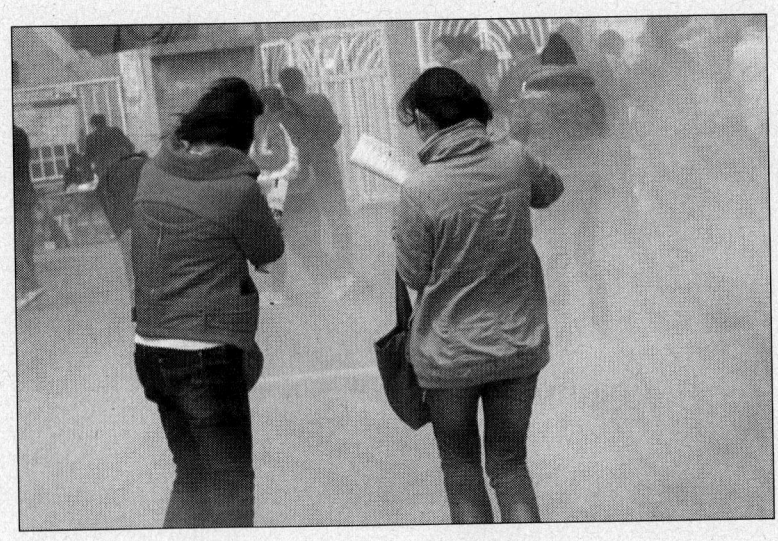

புத்துயிர் புதிய புதிய உபகரணங்களின் பிடியில் எதுவும் புரியாமல் தன் பயணத்தை துவங்கியது.

'ஆறு விரல் அதிர்ஷ்டமாம்' என்று பாட்டி செல்போனில் சொல்லிக்கொண்டிருக்க, கவலை தோய்ந்த முகத்துடன் கணவனும் மனைவியும் லேப்டாபில் இணையத்தில் காரணம் தேடிக்கொண்டிருந்தனர்.

எதனால் ஏற்பட்டது அந்த குழந்தைக்கு இத்தனை பிரச்சனைகள்? யார் தவறு.? அதிகபட்ச அக்கறையுடன் துவங்கிய அந்த கருத்தரிப்பு, கரு உருவாகிய 6-7 வாரங்களிலேயே தவறிழைக்க எது காரணம்? எங்கள் குடும்பத்தில் யாருக்கும் ஏதுமில்லையே, என இருவரும் மனம் வேதனையுடன் பதைத்திருக்க, நச்சுப் புகையை நாம் சுவாசிக்கும் காற்றில் கக்கும் நீண்ட குழல்களையும், அணுவை பிளந்து அறையை குளிர்ப்பிக்கும் மின்சாரம் தரும் அணு உலையும், நாளும் மாசுபடும் நன்னீர் ஆறுகளும், குளங்களும்- பிறந்த அந்தப் புத்துயிரின் இன்னலுக்கு நானல்லவோ காரணம் என்று நகைத்து கொண்டிருக்கிறது.

உலக சுகாதார நிறுவனம் 33% குழந்தைகளின் நோய்களுக்கு சுற்றுப்புற சூழலின் மாசுக்களே காரணம் என்கிறது. கொஞ்சம் அக்கறைப்பட்டால், மெனக்கிட்டால், வருடத்திற்கு 40

இலட்சம் குழந்தைகளை மரணத்தில் இருந்து காக்க முடியுமாம்! சுற்றுப்புற சூழலின் மாசுக்களில் காற்று, நிலம், தண்ணீர் எனும் மூன்று அத்தியாவசிய உயிர் பண்டங்களில் கலக்கும் மாசுக்களே, முதன்மையான முக்கிய காரணிகள். எப்படி? எங்கே? எதனால் இந்த மாசுபடல் நிகழ்கிறது?

காற்று மாசுபடுதல் என்பது பெரும்பாலோர் நினைப்பது போல் தொழிற்சாலைகள் மட்டும் அக்கறைப்படும் விசயமல்ல. நம் வீட்டு/அலுவலகத்தின் குளிர் சாதனங்கள் கக்கும் *chlorofluorocarbons (CFCs)* -ல் இருந்து எத்தனையோ காரணங்கள். ஆனால் 92% காற்று மாசுபடல் நிகழ்வது *power plants* எனும் ஆற்றல் உற்பத்தியளர்கள் மற்றும் வாகனங்கள் கக்கும் புகைகளினால் தான், உலகின் உச்சகட்ட மாசுபடல் நிகழ்கிறது.

மொத்தம் 188 காற்று மாசுக்கள் என்று கணக்கிடுகிறது *www.epa.gov* எனும் ஒரு அமெரிக்க இணையம். அவற்றுள் *methylene diphenyl disocyanate* மிக நச்சுத்தன்மை உள்ள காற்று மாசு என்றும், *1,1,1-trichloroethane* மிக குறைந்த மாசு என்றும், *calcium cyanamide* மத்திய மாசு என்றும் அந்த இணையம் குறிப்பிடுகிறது. திருடனுக்கு தேள் கொட்டியது போல் இந்த பட்டியலை பேயெர், டோவ் முதலான பன்னாட்டு நிறுவனங்கள் தொடர்ந்து மறுத்து வருகின்றன. பஞ்ச பூதங்களையும் பாழாக்கும் பழக்கத்தில் இந்த பெரிய அண்ணன் கம்பெனிகளுக்கு இணை யாரும் இல்லை.

அன்றும் இன்றும் காற்றைக் கற்பழித்தவர்கள் தாம், இன்று மரபணு மாற்றிய பயிர்களின் முன்னோடிகள். *(BAYER, MANSONTA, DOW-LEADERS IN GMO RESEARCH GLOBALLY).* உலகின் சமச்சீர்வாழ்வினைச் சிதைத்து, பங்குதாரர்களின் பையை மட்டும் நிரப்புவதில் அறிவியல் அரிதாரம் பூசுவதில் வல்லவர்கள் இவர்கள்.

பன்னாட்டுத் திருடர்கள் கலக்கும் இது போன்ற நச்சையும், தினம் தினம் வாகனம் துப்பும் நச்சையும் ஓரங்கட்டிவிட்டு, அடுப்பூதும் போது குடிசையில் வரும் நச்சை அளவிடவும், குறுந்தொழிலாளனின் குடிசைத் தொழிலில் ஏற்படும் நுண்ணிய நச்சையும் அளவிட மட்டுமே அதிகம் ஆர்வம் காட்டுகின்றன அரசாங்கமும் அதன் அமைப்புகளும்.

இன்று ஐந்தில் ஒரு நபர் ஆஸ்துமா நோயாளியாக இருக்கிறார். 6 குழந்தைகளில் ஒன்று பால்புட்டியை மறந்ததும், சூப்பியை மறந்ததும், இன்ஹேலரை உறிஞ்சி இரைப்பினைத் தணிக்கிறது. இன்றளவில் 300 மில்லியன் ஆஸ்துமா நோயாளிகள் உலகங்கும் உள்ளனர். பாரம்பரிய காரணம் தவிர்த்துப் பார்த்தால், காற்றில் நிரவி இருக்கும் மாசுக்கள் தாம் அவர்களில் மூச்சுக்குழலை இறுக்கமடையச் செய்கிறது. ஒரு நாளில் கிட்டத்தட்ட 20,000 லிட்டர் காற்றை நம் நுரையீரல் உள்ளிழுத்து பிராண வாயுவை எடுத்து கொள்கிறதாம். CFC, MDI, Ground Level Ozone, SO_2, NO_x Carbon monoxide எனும் நம் உடலுக்கு இனம் தெரியாத நச்சுக்கள் அதனுள் கலந்து நுரையீரல் விலங்களை உடனடியாகவும் நிரந்தரமாகவும் பாதிப்பதில் தான் இந்த ஆஸ்துமா முதல், நுரையீரல் புற்று வரை நோய்க் கூட்டம் மனிதனை வதைக்கிறது.

காற்று மாசுபட்டதில், மூச்சு மட்டுமல்ல, இன்னும் பல நலச் சிக்கல்கள் வருகின்றன. உடலெங்கும் வரும் திடீர் அரிப்பு (urticaria), சோரியாசிஸ், எக்ஸிமா போன்ற தோல் நோய்கள், ஆண்மைக் குறைவு, விந்து எண்ணிக்கை குறைவு, கருப்பை நோய்கள், கேன்சர், மரபணு நோய்கள் என இன்னும் காரணம் தெரியாத பல நோய்களுக்கு காற்றின் மாசு காரணமோ என கவலைப்படுகிறது மருத்துவ உலகம்.

புகைப்பழக்கத்தை ஒழிப்பதில் காட்டும் அக்கறை கண்டிப்பாகப் பாராட்ட வேண்டியதுதான். அதே சமயத்தில் உலகமே ஊதி அழிக்கின்ற சந்தையாக மட்டும் ஆக்கப்பட்ட நம் நாட்டில் நாளும் பெருகும் தனியார் வாகனங்களும்- அதனால் தினமும் பெருகும் காற்று நஞ்சுகளும், புதிய அணுக்கொள்கையில் பெருகும் மருத்துவ சவால்களும் மறுபடி மறுபடி மறுக்கப்படுவதும், மறைக்கப்படுவதும் தான் வேதனை. இப்பூவுலகின் புதிய மன்னர்கள் புரிந்து கொள்வாரா? இரு கைகளிலும் ஆறு விரல்களும், சப்பிய மூக்கும், கிழிந்த உதடும், தட்டையான பாதமும் கொண்டு பிறக்கும் புன்னகைக்கவே முடியாத பிஞ்சுகள் இனியும் உருவாக்க வேண்டாமே! ஏனெனில், ஆஸ்காரை விடுங்கள்.. பெரும்பாலான பிஞ்சுக்களுக்கு அழகு அறுவை சிகிச்சையும் கிடைப்பதில்லை. மருத்துவ ஆதரவும் கிடைப்பதில்லை. சில நேரங்களில் மரணம் மட்டுமே அவர்களை அவசரமாய்த் தேடுகிறது.

3

உலக உணவு தினம்

அக்டோபர் 16- உலக உணவு தினம். நெருக்கடியான நிலையிலும் உணவு உறுதிப்பாடை அடைதல் *(Achieving Food security in times of Crisis)* என்பது தான் இந்த ஆண்டிற்கான உலக உணவு தின மைய கருத்து.

ஓரிரு மாதம் முன்பு சென்னை அண்ணா நகரின் ஒரு பிரதான சாலையில் நிகழ்ந்த ஒரு நிகழ்வு நினைவிற்கு வருகிறது. அந்த மத்திய வணிக பகுதியில் அமெரிக்காவின் பிரபல சிற்றுண்டி குழும அமைப்பின் புதிய சென்னை கிளை திறப்புவிழா. சாதாரணமாக பல்வேறு வகை ரொட்டி துண்டுகளை விற்பனை செய்யும் அந்த கடை வாசலில் பல பணக்காரர்கள் அருகாமையில் தங்கள் கார்களை நிறுத்திவிட்டு வரிசையாய் கடையுள் நுழைய காத்திருக்கின்றனர். ஏராளமாய் கார்கள் நிறுத்தப்பட்டதில் சாலையில் பெரும் ஊர்தித் தேக்கம். நின்று கொண்டிருக்கும் வாகனங்களைச் சூழ்ந்து வழக்கம் போல் பிச்சை எடுக்கும் ஏழ்மை கூட்டம். ஒருபுறம் பன்னாட்டு புதிய உணவை சுவைக்க பணக்கார கூட்டம். மறுபுறம் ஒருவேளை உணவுக்கும் பிச்சை தேடி ஓடி வரும் ஏழைக் கூட்டம். நடுவில் தாம் நம் அவசர பயணம். எங்கே செல்கிறோம்.?

ஏறத்தாழ 105 மில்லியன் பசியுடன் பரம ஏழைகளும், கிட்டத்தட்ட 1.02 பில்லியன் ஊட்டச் சத்தில்லாத குழந்தைகளும் இவ்வுலகில் இருப்பதாக இன்று ஐ.நா அமைப்பு கூறுகிறது. உலக வரலாற்றில் 1 பில்லியனுக்கு மேலாக ஊட்டச் சத்தில்லாத குழந்தைகள் இருப்பது இதுவே முதல் முறையாம். 2006-08 ஆண்டுகளில் கிட்டத்தட்ட 40-80% விலைஉயர்வு அனைத்து தானியங்களிலும் ஏற்பட்டிருப்பதும், 2008-09-ல் ஏற்பட்ட தொடர்ச்சியான சந்தை சரிவுகளும் தான் இந்த நிலைக்கு காரணம் என அறிஞர்கள் கூறி வருகின்றனர்.

உணவு வாழ்வின் அடிப்படை ஆதாரம். உலகின் அத்தனை உயிரினங்களும், அதன் பரிணாமங்களும், படிநிலை வளர்ச்சிகளும் உணவைச் சார்ந்தே இருந்து வந்திருக்கின்றன. கிளாமிடாமோனசில் இருந்து கிளைத்து கிளைத்து இன்று புவி வெப்படைதலை யோசிக்கும் ஆறு அறிவு ஆசாமிகளாய் ஆனதற்கு உணவிற்கான தேடல் ஒரு முக்கிய காரணம்.

'எண் சாண் உடலுக்கு வயிறே பிரதானம்' என்ற நற்றமிழ் சொற்றொடரும்,

"உழவினார் கைம்மடங்கின்இல்லை விழைவதூம்

விட்டோன் என்பார்க்கின் நிலை" -

என்ற குறளும் உணவும் அதற்கு ஆதாரமான உழவும் அது இல்லாற்போனால் துறவிக்கும் இல்லை வாழ்வு என்ற மகத்தான கருத்தை அறிவிப்பன. ஆனால் உழவின் இன்றைய நிலை என்ன தெரியுமா?

1960 களில் இந்தியாவின் உற்பத்தி திறனில் உழவின் பங்கு கிட்டத்தட்ட 44% இருந்தது. 1990 களில் அது 24% ஆக குறைந்தது. 1995களில் அந்த நிலையை கண்டு அஞ்சிய விவசாய அமைப்பினர், தற்போதய உள்துறை அமைச்சரும் அன்றைய வணிக அமைச்சருமான மாண்புமிகு சிதம்பரம் அவர்களிடம், ஈரோட்டு கூட்டத்தில் கேட்ட போது.., "அதனாலென்ன! கணினி துறை ஈட்டும் அன்னிய செலவாணி ஏராளமாய்ப் பெருகி வருகிறது. மெதுவாக, உழவுத் தொழிலில் இருந்து 'அவர்கள்' மாறிக் கொள்ள வேண்டியதுதான். தேவையெனில் உணவை இறக்குமதி செய்து கொள்வோமே", என்றார். தற்போது அவர் கனவு

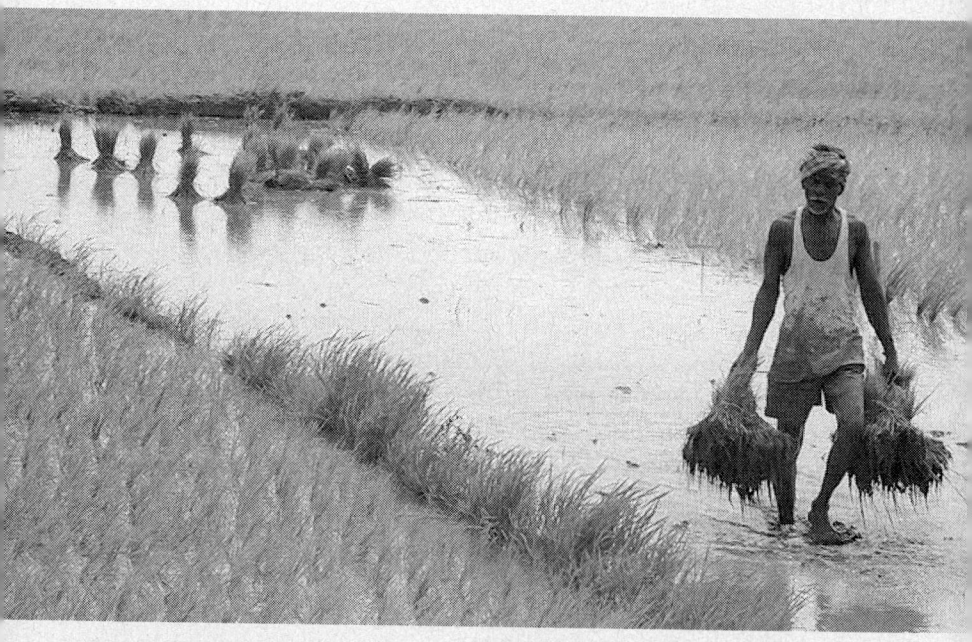

பாதி பலித்து உழவின் பங்கு 12% ஆக குறைந்து உள்ளது. கணினி வணிகம் தான் காலை வாரி வருகிறது. நாட்டின் உண்மையான பாதுகாப்பும் அதன் இறையாண்மையும், தன்னிறைவான உணவில் தான் அமையும். உணவு உற்பத்தியை விட அக்கறைப்பட வேண்டிய விஷயம் ஆளும் வர்க்கத்திற்கு ஏதும் இருக்க இயலாது. பசிப்பிணி போக்க மறுக்கும் அரசும் நிலைப்படாது என்பது தான் வரலாற்று உண்மை. ஆனால் இங்கே நடப்பதெல்லாம் விசித்திரமாக, வருத்தமாக உள்ளது.

உழவின் அத்தனை சவால்களும் வணிக பிடிக்குள் திட்ட மிட்டு தள்ளப்படுகின்றன. உழவிற்கான வளர்ச்சிப் பணிகள் என்று சொல்லப்படுபவை செய்யப்படுபவை, அரசியலாளருக்கும், பெரும் காண்டிராக்டரர்களின் வணிகப்பசிக்கும், பெரும் செல்வந்த மற்றும் கார்பொரேட் விவசாய நிறுவனங்களின் வசதிக்காக மட்டுமே அமைக்கப்படுகின்றன.

தேவையின்றி கட்டப்படும் அணைகளாகட்டும், உற்பத்தித் திறனைப் பெருக்கும் உத்திகள் என சான்றுடன்

சந்தைப்படுத்தப்படும் மரபணு மாற்றப்பட்ட பயிர்களாகட்டும் உழவை என்னாளும் பெருக்க வரவில்லை. மாறாக நம் உழவுச் சந்தையை மொத்தமாக அடிமைப்படுத்தவும் அந்த மரபணு மாற்றப்பட்ட பயிர்களால், உருவாக உள்ள பெரும் நோய்களின் மூலம் மருந்து சந்தைக்கு வித்திடவுமே வழி கோலுகின்றன.

பெரும் சர்ச்சைக்குள்ளான பி.டி. பருத்தியின் இன்னல் தீரும் முன்னரே, இரண்டு நாள் முன்பு, 14 அக்டோபர் அன்று இந்தியாவின் முதல் மரபணு மாற்றிய பி.டி. கத்தரிக்கு அரசு அனுமதிச் சான்று வழங்கியுள்ளது. கடந்த ஜூன் மாதம் பேசிய நமது மத்திய சுற்றுசூழல் அமைச்சர் ஜெய்ராம் ரமேஷ், "பி.டி.கத்தரியை ஒரு போதும் அனுமதிக்க மாட்டேன்" என்றவர், தற்போது அனுமதித்துள்ளார். நடிகர்கள் மாறினாலும் காட்சிகள் மாறுவதே இல்லை.

உடலில் ஒவ்வாமை தொடங்கி புற்று, குழந்தைப்பேறின்மை, எதிர் நுண்ணுயிரிகள் செயல் புரியாத நிலை என எத்தனையோ உடல் நல பிரச்சனைகள், மாற்றப்பட்ட மரபணு பிற பயிர்களில் கலந்து ஏற்படும் விளைவுகள் என பல்வேறு அச்சுறுத்தல்களைக் கொண்டுள்ள பி.டி. கத்தரியை அவசர அவசரமாக அனுமதிப்பதா நம் நாட்டின் உணவு உறுதிப்பாடு? கத்தரியில் உள்ள புழுவை அழிக்க கத்தரிக்குள்ளேயே விஷப் புரதத்தை விதைத்த வித்தை, எதற்கு இங்கே அவசர அவசியம்? காஷ்மீர் முதல் கன்னியாகுமரி வரை பெருவாரியாக பயன்படுத்தி வரும் 10,000 ஆண்டு பாரம்பரிய சாமனியனின் உணவை சிதைக்கக் காட்டும் அக்கறை ஏன் வேறேதிலும் நடக்கவில்லை. இன்னும் இதன் வரிசையில் மான்சாண்டோவின் தொழில் நுட்பத்தில் பி.டி.பப்பாளி, பி.டி.அரிசி என வரிசையாய் மரபணு மாற்றப்பட்ட பயிர்கள் சந்தைப்படுத்தப்பட உள்ளன. பன்னாட்டு வணிகப் பிடிக்குள் நாட்டு இறையாண்மையை அடகு வைக்கும் நிலைப்பாடா "நெருக்கடியான நிலையிலும் உணவு உறுதிப்பாட்டை அடைதல் (*Achieving Food security in times of Crisis*)" எனும் இந்த வருட சூளுரைக்கு இந்தியாவின் பதில்? வெந்த புண்ணில் வேல் பாய்ச்சும் இந்த செயல்பாடு இந்திய விவசாய வரலாற்றில் பெரும் தலைக்குனிவு.

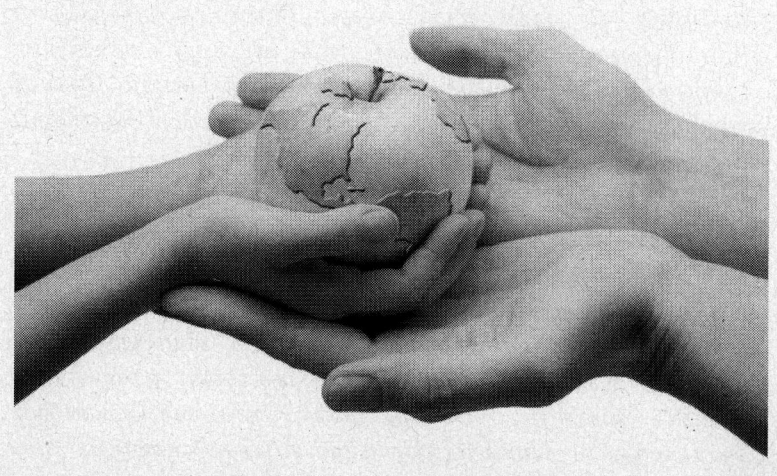

பசியைப் போக்கவும் வறுமையைப் போக்கவும், எனக் கூறி உள்நுழையும் இது போன்ற உத்திகள் முழுமையாய் இந்தியாவை அடிமைபடுத்தவும் விவசாயிகளை நிரந்தர கொத்தடிமைகளாகவும் வைத்திருக்க முனையும் திட்டங்கள். முன்பு இதுபோல் 'பிச்சை கோதுமை வேண்டாம் உங்களுக்கு வீரிய மகசூல் ரகங்களை தருகிறோம்' என்று உள்வந்த இனிஷியல் தானியங்களும் அதன் உடன் வந்த பூச்சிகொல்லிகளும் நம்மையும் நம் மண்ணையும் என்ன ஆக்கியது என்று நம் அனைவருக்கும் தெரியும். இப்போது இன்னும் வலிமையாய் மறுசுழற்சிக்கு (irreversible) வாய்ப்பே இல்லாத கேடுகளுடன் மரபணு மாற்றிய பயிர்கள்.

டாக்டர். ஜாக்யுஸ் டியோஃப், ஐ.நா.வின் உணவு மற்றும் விவசாய அமைப்பின் தலைவர் இந்த ஆண்டிற்கான உலக உணவு தின செய்தியில் "உலகமயமாக்கம் முன் எப்போதும் இல்லாதபடி வேகமாய் பசியினை ஊட்டச்சத்தில்லா கூட்டத்தை உருவாக்கி விட்டது. வளர்ந்து வரும் நாடுகள், பசியில் உள்ள நாடுகள் எல்லாம் வணிகத்தில், வேளாண் சந்தையில் பெரும்

நாடுகளைச் சார்ந்திருப்பதும், உலக பொருளாதார சரிவும் சேர்ந்துதான் முன் எப்பொதும் இல்லாத பசித்தோர் எண்ணிக்கை உயர்வை உண்டாக்கி விட்டது," என்கிறார். தேவையா இந்த உலகமயமாக்கம் என்று பலரும் கேள்வி எழுப்பிய போது புறக்கணித்த அரசு இப்போதெனினும் விழிக்குமா?

நமக்குத் தேவை தன்னிறைவான உணவு உற்பத்தி. விவசாயிகளுக்கு விலை நிர்ணயிக்கும் உரிமை. சமூக, பொருளாதாரப் பிண்ணனியில் பெரும் மாறுபாடுகளுள்ள நம் நாட்டிற்கேற்ற விவசாய பொருளாதாரக் கொள்கைகளும் மானியங்களும். அதற்கு பொருந்தி வரும் சக நாடுகளுக்கிடையே வணிக ஒப்பந்தங்கள். 'நான் என்ன சாப்பிட வேண்டும்.. எனக்கு என்ன நோய் வர வேண்டும்? நோய் வந்தால் என்ன மருந்து நான் எடுக்க வேண்டும்?' என இன்னொரு பணக்காரன் தீர்மானிக்கும் உறவை பேணும் மனோபாவம் எதற்கு நமக்கு? டிராக்டரை அறிமுகப்படுத்த 1930களில், இந்திய அரசு விவாதித்துக் கொண்டிருந்த போது, காந்திஜியின் பொருளாதார ஆலோசகர் தமிழகத்தைச் சேர்ந்த ஜெ.சி.குமரப்பா சொன்னதை இங்கே நினைவில் கொள்ள வேண்டும். "டிராக்டர் நல்லாத்தான் உழும். ஆழமாகக் கூட உழும்! ஆனால் சாணி போடாதே!" என்றார் அவர். எங்கே போனது இது போன்ற சிந்தனைகள்? நாளை குறித்த தெளிவான விழிப்பும், நேர்மையான பரவலாக்கப்பட்ட வளர்ச்சியும் திட்டமிடப்படாத வரை நம் உணவு உறுதிப்பாடு என்பது வெறும் பகல் கனாதான்!

4

யம்மி.. ம்மி!

பசியாற்றும் உணவை நோய் போக்கும் மருந்தாகவும் கொடுக்கும் கலையும் கரிசனமும் அன்னைக்குத்தான் உண்டு. காலை உதைத்து அழும் போது தன் சீம்பாலில் துவங்கி, வாலிபத்தில் பைக்கை உதைத்து பறக்க நினைக்கையில் கூட, ‘இந்தா, ஒரு வாய் சாப்பிட்டு விட்டு போக வேண்டியது தானே?’ என்று அங்கலாய்ப்பதும், தன் தள்ளாத வயதில் உடலுக்கு முடியாத போது கூட, ‘நீ சாப்பிட்டு விட்டாயா?’ என தன் மகளை/மகனைக் கேட்கும் அக்கறை அன்னைக்குத்தான் உண்டு. “மருந்தென வேண்டாவாம் யாக்கைக்கு அருந்தியது அற்றது போற்றி உணின்”, என்ற வள்ளுவனின் வரிகளை நலவாழ்வுச் சூத்திரமாக திறம்பட மாற்றுவது அன்னையின் வேலை மட்டுமே. அன்னையாய், உணவின் வழி நலம் காக்கும் அக்கறை கொஞ்சம் கொஞ்சமாய் நவீனத்துவ அவசரங்களில் தொலைந்து வருவது ஒரு வருத்தமான விஷயம்.

அவசரங்கள் மட்டுமே வாழ்வை நகர்த்தும் காலம் இது. நீட்டிக்க முடியாத ‘நேரம்’ தரும் நெருக்கடிதான் பலரின் வாழ்விலும் கசப்பையும் கோபத்தையும் வெறுப்பையும் வேகமாகச் சம்பாதித்துக் கொடுக்கிறது. எதிர்முனையில் இருந்து எப்படி வரும் எனத் தெரியாத ’மலிங்கா’வின் பந்து

போல எறியப்படும் நெருக்கடிகளைச் சமாளிப்பதும், அதை சமயோசிதமாய் நான்கு ரன்களை நோக்கி திருப்புவதும் என உலகக் கோப்பையின் கடைசி நிமிடங்கள் தரும் பரபரப்பு போல்தான் இன்று பாதி பேரின் காலை வாழ்க்கையின் அவசரமும் நெருக்கடிகளும் நிறைந்து இருக்கிறது. இந்த பரபரப்பில் உணவு என்பது வேகமாகத் தயார் செய்யக் கூடியவையாக, சுவையாக, விரைவில் கெட்டுப் போகாதவையாக, 'ரெடி டூ ஈட்'-எனும் தயார் நிலையாக இருப்பதை மட்டுமே மனமும் அவசரமும் விரும்புகிறது. அதன் மருத்துவ குணம் புறந்தள்ளப்படுவதும் இதனால் தான்.

இன்னொரு புறம் "யம்மி..ம்ம்மி"- என கும்மியடித்து நுழையும் மேற்கத்திய வணிகக் கலாச்சாரம். மிகப் பகட்டான விளம்பரங்களில், உலகக்கோப்பை உற்சவர்கள் அவர்களுக்கு தெரியாத 'அரிசி பருப்பு உளுந்தில்', இருந்து உலகின் ஒவ்வொரு மூலையில் இருந்து தயாரிக்கப்படும் அனைத்து உணவுகளையும் அடையாளம் காட்டி அடுத்த நான்கு வருடங்களுக்கு விற்க வர, நம்ம வீட்டு 'யம்மி..மம்மி', அவற்றை தட்டில போட்டு டீவி-யை ஆன் செய்து நகர, வீட்டுக் குழந்தைகள் மனதில், "ஓ இதெல்லாம் சாப்பிடரதனால தான், நம்ம ஆளுங்க மலிங்காவையும் மண்ணை கவ்வ வச்சாங்க போல," என உறுதியாக நினைத்து, "ம்ம்மீ! எனக்கு இதுதான் வேணும் போ" என அடம் பிடித்து அழத் துவங்கும். அழுகையை நிறுத்துவது எப்படி? என இன்டெர்நெட்டில் தேடத் தெரியாததாலும், தெரிந்தாலும் அதற்கான நேரமில்லாமையாலும், அவன் கேட்டதை வாங்கிக் கையில் கொடுக்க, "அழுதால் கிடைக்கும்" என்ற ஆதர்ச மந்திரம் அன்று முதல் அமுலுக்கு வரும்... இப்படித்தான் தேவையற்ற நவீன உணவுகள் வீட்டில் நிறைகிறது. அப்படி என்றால் நவீன உணவுகள் எல்லாம் கெடுதியா? என கேட்கலாம். இங்கே கெடுதியா இல்லையா என்பதைக் காட்டிலும் தேவையா தேவையில்லையா? என்பது தான் மிக முக்கியம். அரிசிமாக் கோலத்தில் எறும்புக்கும், காகாவென கரைந்து காக்காவிற்கும் உணவூட்டி பின் நான் சாப்பிட்ட பல்லுயிரியம் பேணிய சமூகம் இது. அந்த பிற உயிர் மீதான கரிசனம் வாழ்வியலோடு வந்ததால்தான் பல நல்லொழுக்கங்கள் வளர வளர நம்மோடு வந்தது. நவீன உணவுகளில் பல இயற்கையைச்

சிதைப்பவை; மூளைக்குள் சுவையைத் திணிப்பதில், பிற உயிர்களை தாவரங்களை இந்த பூமியின் வளத்தை கொஞ்சம் கொஞ்சமாய்ச் சிதைப்பவை. எங்கோ சுனாமி வரும் போது மட்டும் ஐய்யய்யோ என பதை பதைக்கும் நாம், அன்றாடம் தேவையில்லாமல் வீணாக்கும் தண்ணீர், மின்சாரம், 'ரெடி டூ ஈட்' உணவுகளின் பள பளக்கும் பிளாஸ்டிக் உறைகள், என இவையெல்லாம் தான் அந்த சுனாமிக்குக் காரணம் என உணரத் தவறுவது வேதனை. அன்னையாய் ஒவ்வொருவாய் ஊட்டும் போதும் இதை உங்கள் குழந்தைக்கு உணர்த்த முடியும்.

"டேய்! டீவில நீ பார்த்தேல்ல. ஜப்பான்ல பெரியகடல் அலை வந்து ஊருல எல்லாரையும் கொண்டு போயிடுச்சில்ல. ஏன் தெரியுமா? கண்ட கண்ட பாக்கெட் ஸ்னாக்ஸ சாப்பிடறதும் அந்த பிளாஸ்டிக் பையை கீழே போடறதனாலதான்"னு சொல்லுங்க. முழுசா விளங்காட்டியும் சொல்லுவது அம்மாங்கிறதுனால "அப்படியா ம்ம்மி!"-என சொல்லி குழந்தை மனது இனி எனக்கு அது வேண்டாம்- என முடிவெடுக்கும். நம்மில பலர் பொய் சொல்லத் தயங்குவதும், பழிசொல் பேச பயப்படுவதும் ஒத்தக் கண்ணன் வருவான்; பூச்சாண்டி தூக்கிட்டு போவாங்கிற பயம் அம்மா மடியில் இருந்த போது துவங்கியதால் தான். ஒத்தக்கண்ணன் கற்பனையை விட்டுட்டு உண்மையான சுனாமியை காட்டிப் பயமுறுத்துவதில் தப்பேயில்லை.

ஒரு குழந்தை குண்டாக அல்லது ஒல்லியாக இருக்கப் போவதை அவரவர் பாரம்பரியம் நிர்ணயிப்பது கொஞ்சம். மீதி எல்லாம் முதல் ஓரிரு வயது வரை அக்குழந்தை சாப்பிடும் உணவைப் பொறுத்துதான். எந்த அளவிற்குப் பொறுமையாக

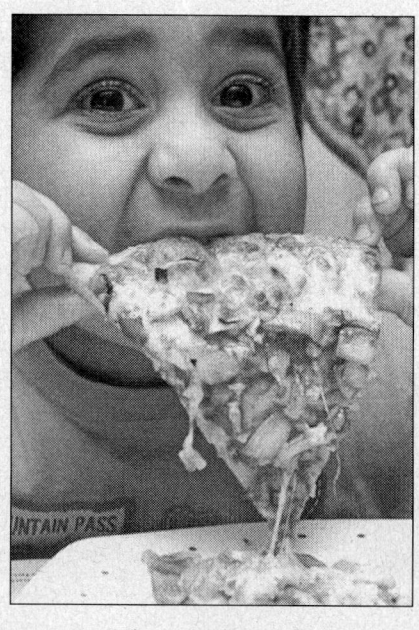

தாய்ப்பாலுக்குப்பின் துவங்கும் படிப்படியான உணவுகளில் அன்னையாக மெனக்கிடுகிறோமோ அந்த அளவிற்கு குழந்தையின் எடை சரியாக இருக்கும். முதல் மூன்று மாதத்திற்குப் பின் பிரசவகால விடுமுறை முடிந்தபின், பணிக்கு திரும்ப வேண்டிய கட்டாயத்தில் உள்ள தாய்க்கு இது மிக இக்கட்டான பருவம்தான். வீட்டுப் பெரியவரோ அவர்களால் முடியாத பட்சத்தில், குழந்தையைப் பராமரிக்க அப்பக்குவம் தெரிந்த பெரிய பெண் ஒருவரோ கண்டிப்பாக வீட்டுடன் இருக்க வேண்டியது மிக அவசியம்.

"நான் ஆபீஸில் இருந்து வரும் வரை, ஃப்ரிட்ஜில் இருந்து விருப்பப்பட்டதை சாப்பிட்டு குடி"- என சொல்லி செல்வது, குழந்தை நலத்தை கெடுக்கும் முக்கிய பழக்கம். அதை முற்றிலும் தவிர்க்க வேண்டும்." பாலூற்றித் தானே ஃப்ளேக்ஸ் சாப்பிடுவோம்"- என நினைத்து காய்ச்சாத பச்சைப்பாலை அரை லிட்டர் எடுத்து அவனாக ஃப்ளேக்ஸில் ஊற்றிச் சாப்பிட்டு, வயிறு கெட்டு மருத்துவமனைக்கு வந்த குழந்தையை எனக்கு தெரியும்.

அன்னையின் சிறப்பு பரிமாறுவது. இது ஏதோ பெண்ணடிமைத்தனம் என சிலர் பேசுவதுண்டு. முற்றிலும் அது தவறு. பரிமாறல் என்பது வேலை அல்ல. அன்பு பகிரப்படும் அலாதி வைபோகம். பல வீட்டில் இது கிடைப்பது இல்லை. பலருக்கும் அந்த நான்கு கால் சாப்பிடும் டேபிள்தான் அவசர உலகின் அம்மா. "அதுதான் டேபிளில் எல்லாம் இருக்கே! ஏழு கழுதை வயசாச்சு இன்னும் எடுத்துத் தரணுமாக்கும்?," என்ற வசனம் வேறு பின்னணி இசையாய் வர, வீட்டுப் பிள்ளைகளுக்கு 'மெத்தைமடி அத்தையாய்' அந்த டைனிக் டேபிள் மாறும். பாவம் அந்த டேபிள் அத்தைக்கு, குழந்தையின் நலத்திற்கு ஏது நல்லது என எடுத்துப் பரிமாறத் தெரியாது! கொஞ்சம் கொஞ்சமாய் ருசியேற்றிப் பரிமாறுவது. தொட்டு எதைச் சாப்பிடுவது, பிட்டு எதைச் சாப்பிடுவது, நக்கி எதைச் சாப்பிடுவது, எதை முன் பல்லால் கடிக்க வேண்டும்? எதை கடைவாய்ப்பல்லால் கடிக்க வேண்டும், முதலில் ஏன் இனிப்பு? கடைசியில் ஏன் மோர் சாதம்? என்பதை டைனிங் டேபிள் சொல்லாது. அம்மா சொல்லித் தருவாள்; சொல்லித் தந்தாள். நவீன மம்மிக்கு அவசரங்கள் அதிகம். இருந்தாலும் உணவை மருந்தாக்க இதற்கு கொஞ்சம் கூடுதல் நேரம் ஒதுக்கிட வேண்டும்.

இந்த அக்கறை மிக அவசியமானது. எதிர்காலத்தில் அதிக சவால்களாய் இருக்கப் போவது தொற்று நோய்களல்ல. சரியான உணவுத் தேர்வு இல்லாததால் வரும் நீரிழிவு, இரத்தக் கொதிப்பு, புற்று நோய்க்கூட்டம் மற்றும் அதிக உடல் எடை முதலான தொற்றாத நோய்கள்தான். இந்த நோய்க்கூட்டத்தின் பிடியில் இருந்து விடுபட உங்கள் குழந்தைக்கு முதல் முக்கிய தேவை உங்கள் அன்பான உணவுப் பயிற்சி. உங்கள் இடுப்பிலும் மடியிலும் அமர்ந்து, நீங்கள் ஊட்டும் சத்தான உணவும், அந்த விழிப்புணர்வும் மட்டுமே தொற்றாத நோய்க் கூட்டத்திற்கான, இன்றளவில் இருக்கும் ஒரே தடுப்பு மருந்து!

5

கடவுளாய் நீங்கள் இருங்களேன்

இன்று உலக மருத்துவர் தினம். பசிப்பிணி போக்கியதால் மன்னனையும், ஊழ் வினை நீக்கியதால் இறைவனையும் கூட மருத்துவன் என்று புகழந்த சமூகம் இது. இறைக்கு அடுத்தது மருத்துவன். "இருவருமே துன்பமுறும் போது தேடப்படுவர். துன்பம் நீங்கிய பின் இறையை மறந்தாலும், மருத்துவனை நினைவு கூறும் நல்லுலகம் இது," என்று மேற்கத்திய அந்நாள் கவிதை ஒன்றும் கூறும். ஆனால், இன்றைய நவீன உலகின் மருத்துவரைப் பற்றிய நிலைப்பாடு என்ன? நோய்க்குத் தீர்வு தேடி அலையும் போது எல்லாம், "எங்கே நாம் சூழ்ச்சியில் சிக்கியுள்ளோமோ? வணிகப்பசிக்கு இரையாகி விடுவோமோ? மீளமுடியாச் சிக்கலுக்குள் சிறைப்பட்டு பொருளிழந்து, மன உளைச்சலில் மாட்டி விடுவோமோ?" என்ற பயம் நோயை விட, நோய்க்காக அணுகும் மருத்துவரையும், மருத்துவமனையையும் பார்த்து ஏற்படுவது வாடிக்கையாகி விட்டது.

கடந்த 20 ஆண்டுகளில் உலகமயமாக்கம் வணிகமயமாக்கம் நிகழ்வுகள் நேரடியாக சமூக அநீதியையும், மனிதநேயச் சிதைவையும் அதிகம் கொண்டு தந்தது மருத்துவ உலகில் தான். *Fair trade practice (FTP)* -இன்று உலகெங்கும்

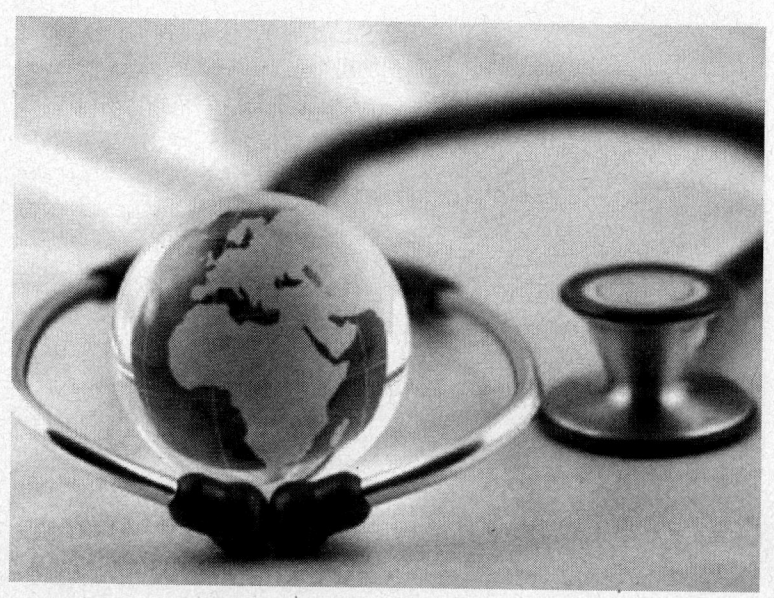

வணிகத்தில் வளர்ந்து வரும் நெறி. "சீரான வணிகப் பயிற்சி" சான்று பெற்று சந்தையில் நுழைவதற்கு, மூலப்பொருள் உற்பத்தியில் இருந்து, கடைசியாக, பொருளை பேக்கிங் செய்து தரும் சிப்பந்தி வரை லாபம் பகிரப்பட வேண்டும். உதாரணத்திற்கு ஒரு மிட்டாய் விற்றால் கூட, அதற்கான மூலப்பொருள்களான, கோகோ, பால், சர்க்கரை தரும் விவசாயியில் இருந்து, அதை சுமந்து வரும் தொழிலாளி, மிட்டாயாக மாற்றும் தொழிலாளி, அழகாய் அதற்கு உறை வடிவமைப்பவன், விளம்பரம் செய்பவன், மொத்தச் சந்தையாளன், அதனை சில்லறை வணிகம் செய்யும் கடைசி கடைக்காரன் வரை அந்த மிட்டாயில் கிடைக்கும் லாபம் பகிரப்பட வேண்டும் என்பது தான் சீரான வணிகப் பயிற்சியின் நெறி! (fair trade practice-FTP). "அட! FTP சான்று வைத்துள்ளார்கள்!", இதனை வாங்கிச் சமூகச் சீர் நிலைக்கு உதவியாயிருப்போம் என்ற நிலைப்பாடு உலகெங்கும் பெருகி வருகிறது. இரண்டு விஷயங்களைத் தவிர்த்துப் பார்த்தால், இங்கும் பெரும்பாலான வணிக பொருட்கள் ஏறக் குறைய இந்த நிலைப்பாட்டில் தான் உள்ளது. ஒன்று வேளாண் விளைபொருள்; மற்றொன்று மருந்துலக சந்தை.

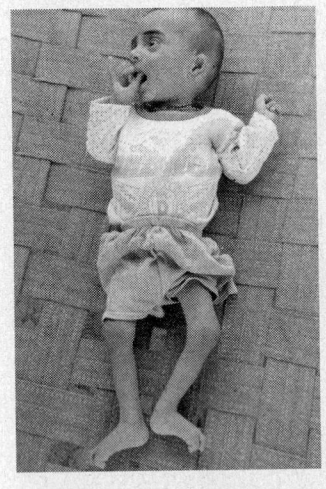

மிட்டாயோ, மிளகாய் வற்றலோ விற்கும் வணிகன் பெறுவது கிட்டத்தட்ட 15-20 சதம் சில்லறை லாபம் என்றால், மருத்துவரும் மருத்துவமனைகளும் பெரும் லாபம் 200-300 சதவீதம். இவை நேரடியாகவோ மறைமுகமாகவோ வழங்கப்படும் வேதனைதான் சமூகத்தின் விளிம்பு நிலையில் நிற்கும் வியாதியஸ்தரை மருத்துவரை அணுக விடாமல் தடுக்கிறது. போலி மருத்துவர்களையும் போலிச் சாமியார்களையும் போய்ப் பார்க்க வைக்கிறது.

உலகின் அத்தனை பெரும் மருத்துவமனை களிலும் கோலோச்சி வருவது இந்தியாவில் இருந்து சென்ற மருத்துவர்கள். ஆனால் இந்தியாவின் நிலை இன்றும் 1% மக்கள் மட்டுமே நேரடியாக மருத்துவமனையை அணுகும் வசதியில் இருக்கிறார்களாம். இன்னும் 46% குழந்தைகள் ஊட்டமில்லா குழந்தைகளாகப் பிறப்பதும், 1000 பிறப்பில் 55 குழந்தைகள் பிறப்பிலேயே மரணமுறுவதும். 78 குழந்தைகள் 5 வயதுக்குள்ளாக மரணமுறுவதும், சிறு சிறு வளர்ந்து வரும் நாடுகளை விட இங்குதான் மிக அதிகம். அடிப்படை ஆரம்ப சுகாதார வசதிகள் இன்னும் சரியாக இல்லாமலிருப்பது, அப்படியே இருந்தாலும் அங்கு மருத்துவர் இல்லாதிருப்பது இதற்கான முக்கிய காரணம் என்று சொல்வது எதிர்க்கட்சிகள் அல்ல. இந்திய அரசின் மருத்துவ அறிக்கையின் சாரம்.

கல்வி, மருத்துவம் வேகமாக அரசின் பிடியில் இருந்து பிடுங்கப்படுவதும், ஒரு பக்கம் வாரி வழங்கப்படுவதும் நாளும் நிகழ்ந்து கொண்டே இருக்க, இன்னொரு பக்கம் மருத்துவ நெறியும் கூட சிதைக்கப்படும் போது சாமானியனின் நாளைய நலவாழ்வு கேள்விகுறியே! சுரத்திற்கும், தலைவலிக்கும் இன்சூரன்ஸ் இல்லாமல், சிகிச்சை பெற முடியாது என்ற நிலையில், "சந்தா கட்டு! அல்லது சங்கடப்படு

இல்லையேல் செத்துமடி" என்ற நிலைக்குத் தள்ளப்படும் சராசரி இந்தியனின் கோபம் முழுக்க மருத்துவனையும் மருத்துவரையும் நோக்கித் திரும்பத் துவங்குகிறது.

இக் கோபம் எங்கே நம் மீது எப்போதும் திரும்பிடக் கூடாது என்ற தற்காப்பில் "என் சிகிச்சை எப்போதும் evidence based approach மட்டுமே", என்று ஒவ்வொரு மருத்துவரும், மதி நுட்பத்தை ஓரம் கட்டி, தொழில் நுட்பத்தை மட்டும் துணைக்கு வைத்துக் கொண்டு விட்டதில்; விக்கிக் கொண்டிருக்கும் வியாதிக்காரரை, கக்கும் புகைக்குள் தள்ளிவிட்டது போலாகி விட்டது. உலக சுகாதார நிறுவன வழிகாட்டுதலில், 5% க்கும் குறைவாக இருக்க வேண்டிய சிசேரியன் பிறப்புகள், 40%க்கு தள்ளப்பட்டது தொழில் நுட்ப துணையா? வணிக உத்தியா என்ற கேள்வி சாமானியனால் தொடர்ந்து எழுப்பப்பட்டு வருவதும், 'உயிர்காக்கும் உயர்தொழில் நுட்பத்தை வீண்பழி சொல்லாதீர்!' என்ற மருத்துவரின் பதிலும், இரண்டுக்குமிடையே பிரசவம் 'நோயாக' மாறி குழந்தைப்பிறப்பு என்பது 'விலை கூடிய சிகிச்சை'யாகப் போனது மட்டும் நிதர்சன உண்மை.

விடுதலைக்குப் பின் தொற்று நோயில் பலவற்றை வெற்றி கொண்டுள்ளோம். சராசரி வயதை உயர்த்தியுள்ளோம். இவை மருத்துவத்துறையின், வெற்றிப்பணிதான். இப்போது தொற்றாத நோய் கூட்டம் (non communicable diseases) இனி வயோதிகத்தில் கடைசி வரை வட்டமிடப்போகிறது. அந்த நீரிழிவு, இரத்தக்கொதிப்பு, இதயநோய், புற்றுநோய் முதலான தொற்றாத நோய் கூட்டத்துடன் வயோதிக வாழ்வு, மருந்தும் மருந்து சார்ந்த தி(ண்)ணையில் தான் என்கிறது பயமுறுத்தும் புள்ளிவிபரங்கள். குழம்பில் போடும் பெருங்காயம் முதல், ஷூவுக்கு போடும் பாலிஷ் வரை இனாமாய்த் தந்து இழுக்கும் அந்த சந்தையின் பொறியில் சிக்கி இருக்கும் மருத்துவருக்கு, ஏற்கனவே எல்லாப் பக்கமும் நசுங்கி வாழும் நம்பிக்கையிழந்த சாமானியனின் வேண்டுகோளெல்லாம், "கடவுளாய் நீங்கள் இருங்களேன்," என்பது மட்டும் தான்.

6

காச நோய் கசக்கும் உண்மைகள்

ஒரு காலத்தில், "மரணம் அளித்து விடும் உடன் இருப்பவர் எல்லாம் தொற்றுக்கு ஆளாகி விடுவர் என்ற அச்சத்தால்" சமூகத்தில் பெரும் புறக்கணிப்பை (social stigma) காசநோய் பெற்றிருந்தது. வீரியமான தொற்று எதிர் மருந்துகளும் கூட்டு மருந்துகளும், ஆரம்ப நிலையிலேயே கணிக்கும் அனைத்து வசதிகளும் வந்த பின்பும், உலகிலேயே மிகச் சிறப்பான மருத்துவர்களும் மருத்துவமனைகளும் இங்கு நிறைந்த பின்னரும், இன்று நம் நிலை என்ன தெரியுமா? இன்றளவும் தொடரும் அதே புறக்கணிப்பும் அவலமும் தான்.

உலகின் ஐந்தில் ஒரு பங்கு காசநோயினர், அதாவது 3.4 மில்லியன் மக்கள் இந்தியாவில் உள்ளனர் என உலக சுகாதார நிறுவனம் (WHO-2008) தெரிவிக்கிறது. நாம் இந்த கட்டுரையை படித்து முடிக்கும் மணித்துளிகளுக்குள் புதிதாய் 2 நோயாளிகளை இந்த தேசம் பெற்றிருக்கும் என்பது தான் புள்ளி விவரம் சொல்லும் கசப்பான உண்மை.

பெருகி வரும் HIV/AIDS போன்ற தொற்றுக்களும், நீரிழிவு போன்ற தொற்றா நோய்களும் (Non communicable Diseases-NCD) காசநோயின் பரவலையும் உக்கிரத்தையும் அதிகப் படுத்தி உள்ளன.

தேய்வு நோயாளிகளில் *(HIV/AIDS patients)* காசநோய் சக தொற்றாக*(co-infection)* இருப்பதும், நீரிழிவு நோயில் நீள் தொற்றாக இருப்பதும் தென் கிழக்கு ஆசிய நடுக்களில், குறிப்பாக இந்தியாவில் காச நோய் அதிக பாதிப்பை தருகிறது. 30,00,000 புதிய நீரிழிவு நோயாளிகளை சோதித்ததில், 900000 புதிய காசநோயினர் கண்டறியப் பட்டனர். 15-25% நீரிழிவு நோயாளிகளுக்கு காசம் கடினமான நீக்க முடியாத தொற்றாய் இருக்கிறது. 2008 காசநோய் தினமன்று WHO வெளியிட்ட அறிக்கையில், ஒவ்வொரு ஆண்டும் 9.2 மில்லியன் புதிய காசநோயினர் உருவாவதுடன் 1.9 மில்லியன் காச மக்கள் இறப்பதும் நிகழ்கிறது என்பது தெரியவந்தது.

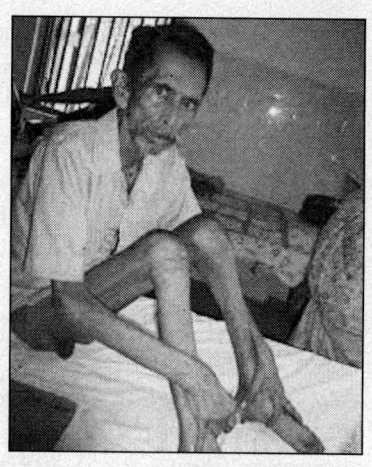

இந்தியாவின் பெரும் தேசிய நலக் கொள்கைகளில் ஒன்று தேசிய காசநோய் கொள்கை. என்ன தடுமாற்றம் அதில்? ஏன் இன்னும் இந்த தொற்றை தவிர்க்க இயலவில்லை? அடிப்படையில் இருந்தே யோசிக்க வேண்டி உள்ளது. நம் நலக்கொள்கைகளாகட்டும், மருத்துவ முறைகளாகட்டும் மருத்துவமனையையும், மருந்து நிறுவனங்ளையும் சூழ்ந்தே அமைக்கப்படுகிறது. நவீனமும், அறிவியலும் என்பது மேற்கத்தியம் தான் என, மேற்கத்திய பெரும்பாலான நவீனங்களும், பொருளாதாரக் கொள்கைகளும், வாழ்வியலும் முழுமையாய்த் தோற்ற பின்னரும், இன்னமும் மடத்தனமாக அதனையே ஆட்சியாளரும், அதிகார வர்க்கமும், பெரும்பாலான அறிவியலாளரும் முற்றிலுமாய் நம்புவதுதான்.

காசநோய்க் கணிப்பை எடுத்துக் கொண்டால், தனியார் மருத்துவமனைகளில் இன்னமும் மருத்துவர்கள் இக்கணிப்பை எடுக்க தயக்கம் காட்டுகின்றனர். இந்த நோய் பற்றிய சமூகத்தில் இருக்கும் வெறுப்பும் புறக்கணிப்பும் *(stigma)* எங்கே தன் பயிற்சியை பாதிக்குமோ

என்ற அச்சமும், முழுமையாச் சான்று தேடியே, நேரம் கடத்துவதும் (*investigations for evidence based medicare*) முதல் காரணமாய்த் தோன்றுகிறது. அடுத்தபடியாக, பெரும்பாலானோருக்கு சான்றுகள் கிடைப்பதற்குள் நோய் தீவிரம் அடைந்து, எலும்பு, குடல், சிறுநீர் பாதை, சினைப்பை குழல், மூளை என பல உறுப்புக்களுக்கும் பரவி விடுகின்றன. மேற்கத்தியம் சொல்லும் மருத்துவச் சான்றுகளுக்கான செலவு சாமனியனுக்கு அன்னியமானது. சாத்தியமில்லாதது. அவரை இன்னோய் பற்றிய கரிசனங்களிலிருந்து விலக்கி வைக்கிறது.

தற்போது நடைமுறையில் உள்ள நேரடி சிகிச்சை முறையான *DOTS* திட்டம் வெற்றிகரமான திட்டம் என அரசால் தொடர்ந்து சொல்லப்பட்டாலும், ஒரு பக்கம் தொடர்ந்து பெருகிவரும் புள்ளி விவரங்கள் இக்கொள்கை மீதான ஐயத்தையும், அவநம்பிக்கையையும்தான் அளிக்கிறது. ஏறத்தாழ *55%* கிராம மக்களும், *42%* பட்டணத்தாரும் வறுமையில் வாடிவருகையில், அவர்கள் தங்கள் வாழ்வாதாரம் தேடாது, தினம்/அடிக்கடி மருத்துவமனைக்குச் செல்வதும், சொற்ப பணம் பெற்று இதற்கென மருத்துவமனைக்குச் செல்வதும் சாத்தியமில்லாதது.

காசம் வெறும் தொற்று மட்டுமல்ல. வர்க்க சமூகத்தின், ஆதிக்கப் பிடிகளில் இருந்தும் இன்னும் நாம் விடுபடவில்லை என்பதன் சான்று. நம் சமூகத்தின் இன்றளவும் நிலவும் ஏற்றத் தாழ்வு. ஆதிக்க சக்திகளுக்கு/பணக்காரர்க்கு கிடைக்கும் பொது நல உரிமைகள் எதுவும் தொடர்ந்து சாமானியனுக்கு கிட்டாது போகத் தெளிவாய்த் திட்டமிடுவதும், பெருகிவரும் கார்பொரட் மருத்துவமனைகள் மற்றும் மருத்துவக் காப்பீடு மூலம், ஏழை நோயாளியை மருத்துவரிடம் இருந்து அன்னியப் படுத்தி, சாமானியன் நலவாழ்விற்க்கு சவப்பெட்டி செய்கிறது தொடர்ந்து நம்மை ஆளும் சுரண்டல் கூட்டம்.

வெட்டை மேகத்திற்கும் (*similar to HIV/AIDS*) இளைப்பு நோய்க்கும் (*Tuberculosis*) உள்ள தொடர்பு, நீரிழிவிற்கும் (*Diabetes mellitus*) இளைப்பு நோயிற்கும் உள்ள தொடர்பு மிகத் தெளிவாக பல நூறு ஆண்டுகளுக்கு முன்னரே சித்த மருத்துவத்தில் குறிப்பிடப் பெற்றிருந்தும் தேசிய நலக்

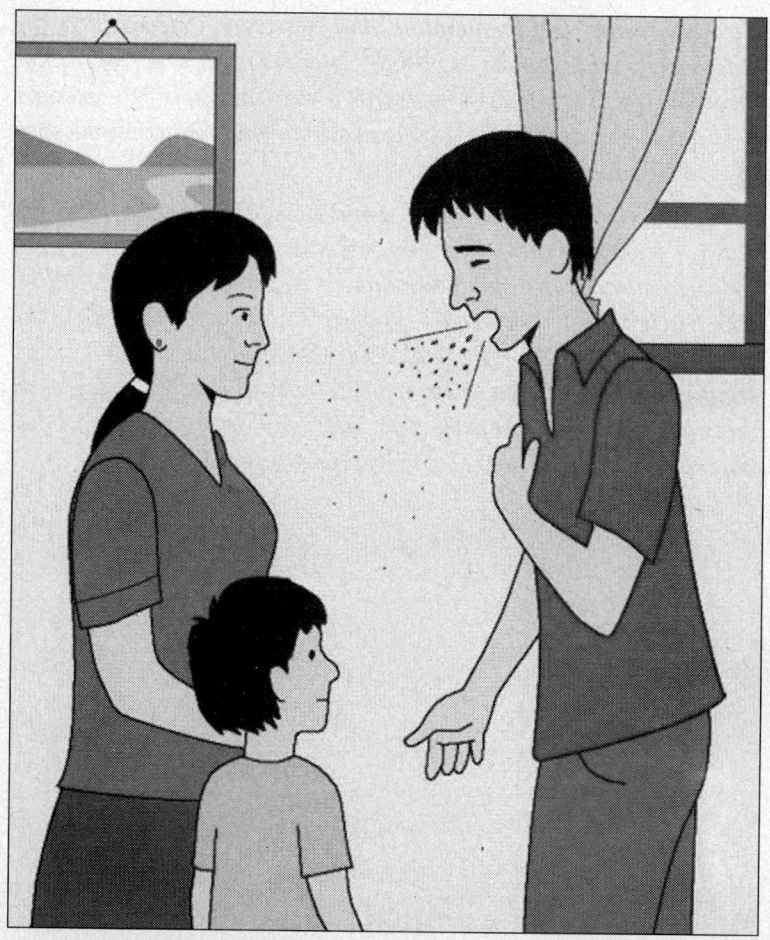

கொள்கைகளில் திட்டமிடப்பட்டு பாரம்பரிய மருத்துவ பயன்பாடு இந்நோய்களில் தவிர்க்கப்படுவதும் வேதனை. சமீபத்தில் கூட, அரசு நெஞ்சக மருத்துவமனையில் HIV/AIDS நோயாளிகளுக்கு வழங்கப்பட்டு வந்த சித்த மருந்துகள் நிறுத்தப்பட்டன. உலகெங்கும் கூட்டு மருத்துவ சிகிச்சைக்கான தேடல் துவங்கி உள்ள போது, பாரம்பரிய மருத்துவ அறிவியல் நிறைந்த இம்மண்ணில் அது மறுக்கப்படுவதும், மறக்கப்படுவதும், மறைக்கப்படுவதும் வேதனை. எத்தனை பயமுறுத்தும் celicoxib, போலி

சோதனைகள் *(ref:hinduonline:20th March09 Celecoxib: a big research fraud stands exposed)* அடிக்கடி உலக அரங்கில் வெளிவந்து கொண்டிருந்தாலும் மீண்டும் மீண்டும் அதைச் செய்து வரும் பன்னாட்டு பிடியில் நம் நலக்கொள்கைகளை அடகு வைப்பது வேதனை.

ஆதிக்கப் பன்னாட்டுச் சக்திகளுக்கு துணை நிற்கும் மேற்கத்திய நலக் கொள்கைகளையும், பன்னாட்டு நிறுவனங்களையும் நம்பியே காலம் கடத்துவது, *"MILLINIEUM DEVELOPMENT GOAL 6-* எனும் காசநோயை 2015-ல் நிறுத்துவோம் 25% தற்போதைய நோயரைக் காப்போம்," எனும் ஐக்கிய நாடுகளின் மற்றும் உலக சுகாதார நிறுவன அரைக்கூவலை, *health for all by 2000AD* தோல்வி அடைந்ததைப் போல் தோற்கடிக்கத்தான் செய்யும்.

7

பூவுலகில் நாமும் ஒரு பூச்சிதான்

துரித வாழ்வின் நெரிசலில், தூரத்து மரக் கிளையில் தொங்கிய தூக்கணாங் குருவிக் கூட்டில் வந்து செல்லும் குருவியுடனும், விரிசல் விட்டிருந்த மாடக்குழிப் பொந்தில் புதிதாய் உருவான குளவிக்கூட்டிற்கு வந்து செல்லும் குளவியுடனும், நடத்தி வந்த குடித்தனம் தொலைந்து போய் விட்டது அன்று அழகாய் இருந்தவை இப்போது அழுக்காய் தெரிகிறது. சூழலுக்கு இசைவாய் இருந்தவை எல்லாம் சுகாதாரத்துக்குச் சவாலாய் கற்பிக்கப்படுகிறது. "எந்த பொத்தானை எதற்கு அமுக்க வேண்டும்?" என்ற ஒரே பாடத்தை எல்லா உயர்ந்த படிப்பிலும், பயிற்சியிலும் படிக்கத் துவங்க, பெரிதாய்ப் பெற்ற அறிவில் இன்று நாம் இழந்தவையும், தொலைந்தவையும் ஏராளமானவை.

"ஆத்துல மீனும் சுகம் தானா? அயித்தையும் மாமனும் சுகம் தானா?" என இனி பாரதிராஜா ஹீரோவும் கூட பாடுவாரான்னு சந்தேகம். ஏனென்றால்.. ஆறும் மணல் கொள்ளையில் காணாமல் போய் வருகிறது. 'அத்தை மகளைக் கட்டினால் மரபணு சிக்கலோட குழந்தை பிறக்கலாம்' என்ற அதிகம் ஆராயப்படாத மருத்துவரது கருத்தினால், அத்தை பொண்ணு மேல இருந்த அலாதி காதலும் கூட அடையாளம் மாறிப்போச்சு. கம்ப்யூட்டர்

ஜாம்பவான்கள் சொல்வது போல உலகம் சுருங்கித்தான் போச்சு. பூவுலகம்ங்கிற நிலை மாறி போய், என் உலகம், எனக்கானதே இந்த உலகம் என குறுகிய மனதுடன் சுருங்கிப் போச்சு.

ஒண்ட வந்த பிடாரி, ஊர்ப்பிடாரியை விரட்டினது போல், தெரியாமல் வாடகைக்கு விட்ட தில்லாலங்கடி ஆசாமி, வீட்டு உரிமையாளரை தூங்க விடாமல் செய்வது போல், இந்த பூமியில் சிம்பன்ஸி குரங்காய் நாம் இருந்தவரை சுமாராய்த் திரிந்து விட்டு, ஹோமோ செப்பியன்ஸ் (அதுதாங்க மனுச இனம்) ஆனதும் குரங்காய் சேட்டை செய்ய ஆரம்பித்து, கூட வசிக்கும் 3-4 ட்ரில்லியன் சக உயிரினங்களை எல்லாம் வதைக்கிறோம்.

இந்த ஓரக்கழுத்தான் தேசத்தில் (வார்த்தைக்கு நன்றி: ஆதவன் தீட்சண்யா) வீதிக்கு வீதி செல்போனுக்காக, கொம்பு எழுப்பியதில் சிட்டுக்குருவியைக் காணோம் என்கிறார்கள். சொந்தமாய் யோசிக்கத் தெரியாமல், கணினியின் கட்டு, ஒட்டு கலாச்சாரத்தில் (cut and paste) பெரும்பாலான ஆராய்ச்சிகளை பெரும் செலவில் நடத்தி அவ்வப்போது அறிவிக்கும் நிலையில்லா முடிவுகளில், பன்னெடுங்காலம் பழக்கத்தில் இருந்த நிலையான பாரம்பரிய அறிவியலத் தொலைத்து, ஐய்யோ புதுசு புதுசா நோய் வருதேன்னு புலம்புகிறோம்.

“கொலஸ்டிரால் கூடுது கொஞ்சம் கவனமா இருங்க”ன்னு சொல்லி, வழக்கம் போல் ‘அரிக்கமேட்டு’ பழைய பாத்திரத்தில் எழுதியிருந்தது போன்ற வடிவத்தில், மருத்துவர் எழுதிக் கொடுத்ததை, எதிர்க் கேள்வி கேட்காமல், வாங்கி வந்து, அதை பத்திமாறாமல் அப்படியே வழக்கம் போல் மனைவியிடம் சொல்ல.. “ஆமாங்க.. நீங்க இனிமேல் எண்ணெய் சாப்பிடக் கூடாது.. வடை பஜ்ஜியெல்லாம் கூட தீயில சுட்டுத்தான் தருவேன். காலையில 5 மணிக்கு நடக்கணும். 9 மணிக்கு தூங்கணும் என வரிசையாய் பேசிக் கொண்டே போக, அரவான், மாற்றான் மாதிரி புதிதாய் உருவாகியுள்ள சென்னையான் இனக்குழுவின் வாழ்வும் பேலன்ஸ் இல்லாத சிம்கார்டு மாதிரி, எங்கும் நகர முடியாமல் கசக்கத் துவங்குகிறது.

கொலஸ்டிரால் பயம், சுகர் பயம் இல்லாத நாற்பதுகள் இங்கு உண்டா? “பூசுனாப்புல இருக்கான்; செல்லத்

தொப்பை பாரு. சந்தோசமா இருக்கான்டே அவன்னு சொல்லியவர்கள் .. "ஸார் கொஞ்சம் கவனம்.. வெயிட் போடுற மாதிரி தெரியுது - ன்னு, வழியில் 'ஒயர்' அறுந்து விழுந்து கிடக்குது கிட்டப் போகாதீங்க"ன்னு சொல்ற மாதிரி பயமுறுத்த துவங்குகிறார்கள். "எங்கே தவறு துவங்குகிறது? அப்படி ஒண்ணும் அதிகமா இனிப்பு சாப்பிடலையே! சாமி கண்ணை குத்தும்னு இன்னைக்கு வரைக்கும் நம்பி எந்த தப்பும் பண்ணலையே; ஆண்டவன் இப்படி முதுகுல/ பேங்கிரியாஸ்ல குத்திட்டானேன்னு", புலம்புகிறோமே! ஏன்?

நாம் தொலைத்தவையும், இழந்தவையும்தான் இந்த சர்க்கரை, இரத்தக்கொதிப்பு, இரத்தக் கொழுப்பு, மாரடைப்பு முதலான தொற்றா நோய்க் கூட்டத்தின் (*non communicable diseases*) துவக்கப் புள்ளிகள். கொஞ்சம் கூடுதல் மெனக்கெடலும், சமையலறையில் கூடுதல் கரிசனமும் இப்போதைய அவசரத் தேவை. கும்மாயம் அடிசல்-ல துவங்கி பழ அப்பம், பணியாரம், வெந்தயக் களி, கேழ்வரகு உப்புமா, குதிரைவாலி குழம்பு சாதம் என எத்தனையோ இந்த தலைமுறைகள் இழந்த சுவையான உணவுகள் மீண்டும் இன்றைய அறிவியல் ஆதாரத்துடன் பரிமாறப்பட்டால்தான் இந்த நோய்க் கூட்டத்தில் இருந்தும், அந்த நோய்க்கான மருந்து/மருத்துவர் கூட்டத்தில் இருந்தும் தப்பிக்கலாம்.

இந்த சமூகம் இன்னும் அக்கறையுடன் விழித்து நிற்க, காதலியின் முத்தத்தையும் சிரிப்பையும் உங்கள் சட்டைப்பைக்குள் கொண்டு வரும் செல்போனால் முத்தங்களையும் சத்தங்களையும் தாண்டி சத்தமில்லாமல் வரும் நலத் தொல்லைகளில் இருந்து, வளர்ச்சி என்ற பெயரில் நம்மை இன்று நம்மை மெல்ல மெல்ல ஊனமாக்கும். பிளாஸ்டிக் முதலான அத்தனை நச்சுக்களையும் அடையாளம் காண வேண்டும். சுருக்கமாக, இந்த பூவுலகில், சிட்டுக்குருவி போல், சிலந்திப்பூச்சி போல் நாமும் வந்து செல்லும் ஒரு பூச்சி..வந்து போகும் காலத்தில் கொஞ்சம் இனிமையாய் வாழ்ந்தும் போவோமே என்ற புரிதல் வேண்டும்!

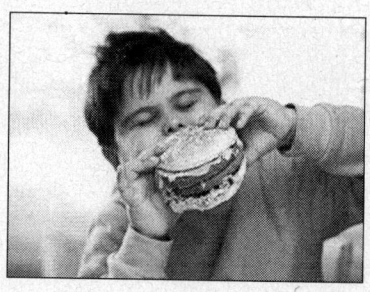

8

குடும்ப மருத்துவர் -அவசர அவசியத் தேவை

“கீ ஹோல் சர்ஜரி”, “நானோ தொழில் நுட்பம்”, என மருத்துவ உலகம் பல்வேறு வளர்ச்சி பெற்று வரும் காலத்திலும் நம்மில் பலருக்கு தனக்கான ஒரு நல்ல மருத்துவரைத் தேடுவதும், அவரை தேவைப்படும் போது உடனடியாக அணுகுவதும் இன்னமும் சிரமமாகியே வருகிறது. ‘குடும்ப மருத்துவர்’ கலாச்சாரம் மாறிப் போய் “இணைய மருத்துவர்” பெருகி வரும் நேரம் இது. தனக்கான எந்த துன்பத்தையும் இணையத்தில் ‘கூகுளில்’ தேடி குணம் பெற எத்தனிக்கும் கூட்டம் இன்று அதிகம். யார் என் முதல் மருத்துவ ஆலோசகர்? எங்கே போய்விட்டனர் சிறுவயதில் தெரு முனையில் மருத்துவமனை நடத்தி வந்த என் ‘டாக்டர் மாமாக்கள்’?

அப்பாவின் கட்டைவிரல் பிடித்து, பயத்துடன் பச்சை துணித்திரையைத் தள்ளி மருத்துவர் அறைக்குள் நுழைய “வாங்க சார்! என்ன மறுபடி வீசிங்கா..? என்ன சாப்பிட்ட? ஐஸ்கிரீமா? அதிரசமா? பாட்டி வந்திருந்தாங்க போலிருக்கு? அப்புறம் உங்க தங்கை வரன் விஷயம் என்னாச்சு? மச்சினன் மதுரைக்கு இண்டர்வியூ போனானே? ரிசல்ட் வந்துச்சா? மிஸஸுக்கு குதிகால் வலி குணமாயிடுச்சா?” என்று என் அப்பாவிடம் கேட்டு முடிக்கையில் என் பயம் விலகி, “மாமா!

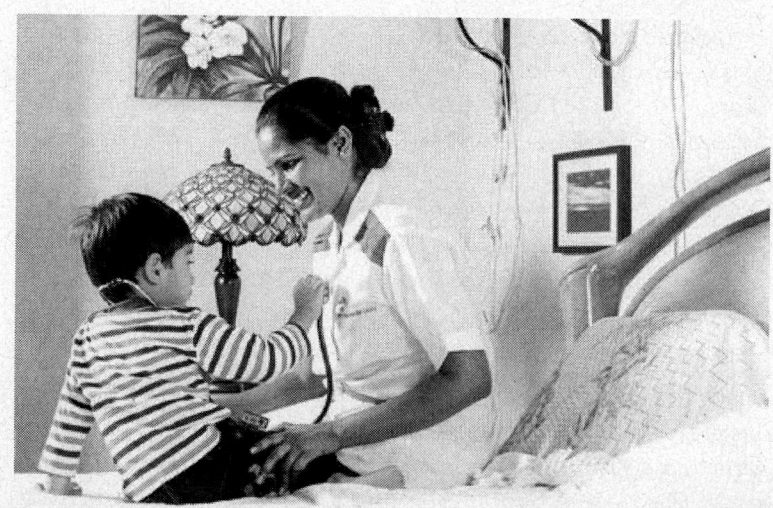

நடக்கும் போது தான் ரொம்ப இழுக்குது...அப்புறம் சிரிக்கும் போதும் வீசிங் வருது!" என்று பேசியது இன்னும் நன்றாகவே ஞாபகம் உள்ளது. இப்போது பெரும்பாலும் கார்பொரேட் மருத்துவர் என்பவர் மூலஸ்தானத்து முக்கிய கடவுளாகிப் போய், வரம் தர வாசலில் காத்து நிற்க வேண்டியிருக்கிறது.

முற்றிலும் புதியவர்; முகம் தெரியாதவர்; சமயத்தில் மொழி கூட புரியாதவர்; ஆனால் பிரபல மருத்துவர். பெரும்பாலும் சோதனை முடிவுகளைக் கொண்டு துவங்கும் அவர்தம் சிகிச்சையில் மனம் ஒட்ட மறுக்கிறது. இன்னும் பல நேரம் நமக்கு வந்த துன்பம், உடலால் ஏற்பட்டதா, பென்ஷன் பணம் இன்னும் கைக்கு வராத மன உளைச்சலால் ஏற்பட்டதா என்பதை எடுத்துச் சொல்லாத அந்த பிரபல மருத்துவர் பால் மனம் ஒட்ட மறுக்கிறது. "அதெல்லாம் பேச நேரமில்லை பாருங்க உங்களுக்கு அப்புறம் எத்தனை பேர் காத்திருக்காங்க?" என ஏ.சி.யிலும் வியர்க்கும் மேவாய்க்கட்டையை மருத்துவர் எங்கோ பார்த்துக் கொண்டு சொல்லும் போது, எழுந்து செல்லத் தான் முடிகிறது. அவசியமும் அவசரமுமான தேவை - ஒவ்வொருவருக்கும் ஒரு குடும்ப மருத்துவர். எப்படி அவரைக் கண்டறிவது?

முதலில் உங்கள் குடும்ப மருத்துவரை உங்கள் அருகாமையில் இருக்கும் அண்டை அயலார் தாம் அடையாளம் காட்ட வேண்டும். "நல்லா பொறுமையா பார்க்கிறாருங்க.." என முதல் சான்றிதழ் கிடைக்க வேண்டும். அது அவர் பெற்றிருக்கும் பல்வேறு உயர்படிப்புச் சான்றிதழைக் காட்டிலும் பெரிது. கொஞ்சம் அருகாமையில் அவர் மருத்துவமனை இருக்க வேண்டும். அவசரத்திற்கு எந்நேரமும் அணுக ஏதுவாக இருக்க வேண்டும். உங்களை உங்கள் குடும்பத்தை நன்கு அறிந்து, நல்லது கெட்டதற்கு வினவ, வீட்டிற்கு வந்து செல்லும் உறவைப் பெற்றிருக்க வேண்டும்.

எந்த ஒரு மருத்துவ ஆலோசனைக்கும் குடும்ப மருத்துவரின் பரிந்துரை அவசியம். உயர் சிகிச்சையோ, உயர் மருத்துவ ஆலோசனையோ அவர்தம் வழிகாட்டுதலில் தான் தொடங்க வேண்டும். 'இந்த டாக்டர் எம்.டி.தானே நியூரோவிற்கு எப்படி இவர் பார்க்கப் போகிறார்?' என அரைவேக்காட்டு முடிவெடுத்து நேரடியாக, 'நெட்டில் பார்த்தேன், தொலைக்காட்சியில் நல்லா பேசினார்', என்று நேரடி ஆலோசனைக்குப் போவது தேவையற்ற செலவையும், அதிக கால தாமதத்தைத் தான் வரவழைக்கும். உங்கள் குடும்ப மருத்துவர் உங்கள் உடல்நிலை, மனநிலை, குடும்பச் சூழல், பொருளாதார நிலை, குடும்பத்தில் நிலவும் உறவுப் பிரச்சினைகள் அறிந்திருப்பதால், அவரது தேர்வும் பரிந்துரையும் சரியாக இருக்கும். ஆதலால், உங்கள் முதல் தேடல் உங்களுக்கான குடும்ப மருத்துவராக இருக்கட்டும். அது உங்கள் மெடிக்கல் இன்ஷுரன்ஸுக்கான தேடலை விட அதிகமானது.

குடும்ப மருத்துவர் நவீன மருத்துவராகவோ, சித்த மருத்துவராகவோ பிற பாரம்பரிய மருத்துவராகவோ இருக்கலாம். மருத்துவத் தொழிலை முறையாகப் படித்து, நேர்மையாகவும், சிறப்புடனும், பற்றுடனும், சமூக அக்கறையுடனும் மகிழ்வுடனும் செய்யும், அருகாமையில் மதிப்புடையவருமான மருத்துவராக மட்டுமே கண்டிப்பாக இருக்க வேண்டும்.

நல்ல குடும்ப மருத்துவரை தேர்வு செய்தாகிவிட்டது. நல்ல நோயாளியாக எப்படி நடந்து கொள்வது? அதென்ன 'நல்ல நோயாளி'-முரண்பாடான வார்த்தையாகத் தெரிகிறதே

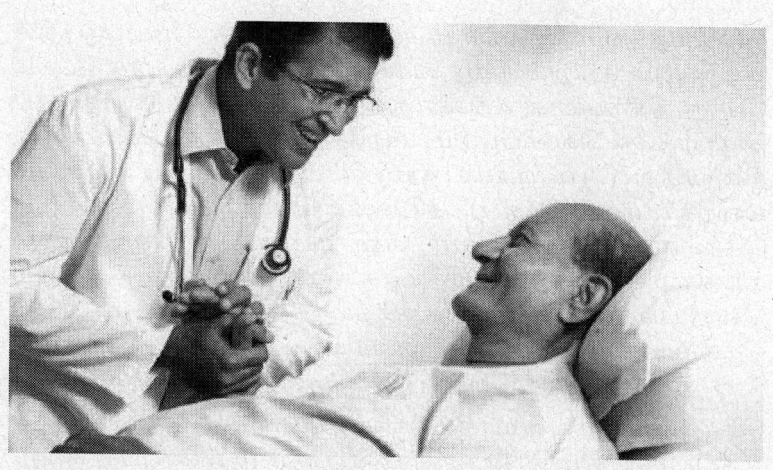

என்ற கேள்வி எழலாம். மருத்துவரிடம் எப்படி தன் துன்பங்களைத் தெரிவிப்பது? விரைவில் குணம் பெற மருத்துவரிடம் எப்படி ஒத்துழைப்பது? என்பதும் நோயருக்கு மிக முக்கியம்.

முதலில் ஒரு நோய்க்காக குடும்ப மருத்துவரிடம் அழைத்துப் போகும் போது, குடும்பத்துடன் கோயில் திருவிழாவிற்கு செல்வது போன்று கும்பலாகச் செல்லாதீர்கள். நோயரைத் தவிர்த்து, கணவனோ, மனைவியோ, பெற்றோரில் ஒருவரோ துணைக்குச் செல்வது போதுமானது. மருத்துவத்தின் முதல்படியே நோயை, நோயரின் வாயிலாகக், கேட்டறிவது தான். நோயரை மருத்துவரிடம் இடையூறு இல்லாமல் பேச விடுங்கள். மருத்துவர் கேட்கும் கேள்விக்கு நோயரே நேரடியாகப் பேசட்டும். "அதைவிடுத்து அவருக்கு ஒண்ணும் தெரியாது சார்! நான் சொல்றேன்". என குறுக்கே புகுந்து, நோயருக்கு "கோனார் நோட்ஸ்" போடுவது குழப்பத்தை மட்டுமே விளைவிக்கும். மருத்துவருக்கு உங்கள் சிரமத்தை, துன்பங்களை முதலில் தெளிவாகத் தெரிவிக்க வேண்டும். "அங்கே அப்படி சொன்னார்கள்.. சி.டி.ஸ்கேனில் இப்படிப் போட்டிருக்கிறது" என பேசுவது, மருத்துவரின் நோய்க் கணிப்பைத் திசைதிருப்பும். முடிந்தவரை கையில் நோய்ப்பட்டியல் எடுத்துச் செல்வது நல்லதல்ல. குறிப்பைத் தயார் செய்யும் போதே, நோயின் துன்பங்களை வரிசைப்படுத்துவதில் குழப்பமும், அதிக

முக்கியத்துவம் இல்லாத குறிகுணங்களை மேம்படுத்திச் சொல்லும் தவறும் நிகழ வாய்ப்புண்டு. நேரடியாக பேசும் போது, நிச்சயமாக, உங்கள் துன்பங்கள் அதன் தீவிரத்தைப் பொறுத்தே வெளிப்படும். மறந்து போய்விடுவோம் என நினைத்துப் பட்டியல் தயாரிப்பது தவறு. எதையும் மறைக்காமல், "இந்த பிரச்சினையை அந்த மருத்துவரிடம் சொல்லிக் கொள்ளலாம்", என மறைப்பது மிக ஆபத்து. உடல், மனம், சமூகம் ரீதியாக எந்த சிரமம் இருப்பினும் வெளிப்படையாகவும், சுருக்கமாகவும் அதேசமயத்தில் தெளிவாகவும் சொல்வது அவசியம்.

மருத்துவரறையில் பேசிக்கொண்டிருக்கும் போது உங்கள் செல்போன் மவுனமாக இருக்க வேண்டும். குத்துப்பாட்டு 'ரிங்டோன்' திடீரென வந்த பின், பதறி அணைப்பது தவறு. இன்னும் அக்கரையுடன் கூடவந்த சிலர் நோயரிடம் பேசிக் கொண்டுள்ள போது, வாடிக்கையாளரது பணப் பிரச்சினையை பேசிக் கொண்டிருப்பது கவனம் சிதைக்கும். நோயரது ஆடையும் மிக முக்கியமானது. மூட்டு வலி இருப்பவர், மிக டைட் ஜீன்ஸ் அணிந்து வந்து மேலே அதை உயர்த்திவிட முடியாமல் மருத்துவர் நேரடியாக அந்த மூட்டில் வீக்கம் உள்ளதா, நிற மாற்றம், சூடு உள்ளதா என சோதிக்க முடியாமல் போக வழி வகுக்கும்.

மருந்துகள் மட்டுமல்லாது, உணவு, வாழ்வியல் அறிவுரைகள், உடற்பயிற்சி குறித்த பரிந்துரைகளையும் அவரது பிரிஸ்கிரிப்ஷன் பேப்பரிலேயே எழுதி வாங்கி பத்திரமாகக் கோப்பில் வைப்பது அவசியம். பலர் சினிமா டிக்கட் மாதிரி முடிந்தவுடன் வீசிவிடுவது உண்டு. அது பெறும் தவறு. வீட்டில் ஒவ்வொரு நபருக்கும் மருத்துவக் கோப்பும், அதில், தேதிவாரியாக மருத்துவ குறிப்புகளை அடுக்கி வைத்திருப்பதும் மிக அவசியம்.

இன்னமும் நோயருக்கேற்ற அளவில் மருத்துவர் இந்தியாவில் இல்லை. அதிலும், மருத்துவர் 'நல்ல பெயர்' பெற்றுவிட்டபின் நோயர் கூட்டம் என்பது தவிர்க்க முடியாததாகி விடுவது உண்டு. ஒவ்வொரு மருத்துவரும் ஒவ்வொரு நாளும் இத்தனை நோயாளிகளை மட்டுமே பார்க்க வேண்டும் என திட்டமிடுவது இன்று மருத்துவரிடையே பெரும்பாலும் இல்லை. அவசரம் தவிர, பிற நோயர்களை பதிவு செய்து குறித்த நேரத்தில் பார்ப்பது, மருத்துவர்

- நோயர் இருவருக்குமே சரியான ஒன்று. முதியோர், கைக்குழந்தைகள், நோயின் தீவிர நிலையில் உள்ள அவசர நோயாளிகள் தவிர்த்து மற்றோரை ஒரு நாளக்கு இத்தனை நோயாளிகள் தான் என வரையறுத்துப் பார்ப்பது குடும்ப மருத்துவருக்குச் சிறப்பாயிருக்கும்.

திரைப்பட அரங்கில் சரியாக படம் போடுவது போல, சரியான நேரத்தில் தன்னை அழைத்து விடுவார் என நினைப்பதும், நேரமாகும் போது பொறுமையிழந்து வரவேற்பரையில் சண்டைகட்டுவதும் நோயருக்கு அழகல்ல. முந்தைய நோயரின் துன்பம் கணிக்க, நேரமாகலாம். அந்நிலை இன்னொரு சமயம் நமக்கும் ஏற்படலாம் எனக் கருதி பொறுமையுடன் இருப்பது நல்லது. காத்திருக்கும் சமயத்தில் எப்படி தன் துன்பங்களை வரிசைப்படுத்துவது என திட்டமிடுவது சிறப்பு.

மருத்துவம் மற்றொரு வணிகமாகி வருவது மறுக்க முடியாத உண்மை. சிறந்த சமூக அக்கரையுள்ள மருத்துவர்களை தேர்வு செய்து, சரியான பரிந்துரையும், வழிகாட்டுதலும், மருத்துவமும் பெற்றுக் கொள்ள கூடுதல் அக்கறையும் மெனக்கெடுதலும் மிக அவசியம்!

9

மிச்சமிருக்கும் ஒரே நம்பிக்கை

“கடைசி மரத்தையும் வெட்டிய பின்னர், கடைசி மீனையும் பிடித்த பின்னர், காற்றின் கடைசி துளியையும் மாசுபடுத்திய பின்னர், ஆற்றின் கடைசிச் சொட்டு நீரையும் விஷமாக்கிய பின்னர் தான் தெரியவரும் இந்த பணத்தைத் திங்க முடியாது என்று,”- க்ரீ எனும் செவ்விந்தியர்களின் கூற்று இது. இந்த கடைசிகளை நோக்கித்தான் நாம் நகர்ந்து கொண்டிருக்கிறோமோ என்று அடிக்கடி இப்பொதெல்லாம் ஐயம் வரத்தான் செய்கிறது. வழக்கம்போல், விரக்தி நிலையில்வரும் பெசிமிசச் சிந்தனை என ஒட்டு மொத்தமாய் ஒதுக்கித் தள்ளிவிட முடியவில்லை. படிக்கும்போதே நிலைகுலைய வைக்கும் சமீபத்திய வாழ்வியல் நோய்க்கூட்டத்தின் புள்ளிவிபரங்கள்; நாளும் சந்திக்கும் புதிய புதிய நோய்களின் ஈவிரக்கமற்ற வெறியாட்டம்; “சாதாரணக் காய்ச்சல்னுதானே முதலில் சொன்னீங்க டாக்டர்! இப்ப எதுக்கு எலும்பு மஞ்ஞையெல்லாம் சோதிக்கணும்னு சொல்றீங்க..?” என்ற 20 வயது இளைஞரின் புரியாத கேள்விக்குப் பின் ஒளிந்திருக்கும் பயங்கரம்; “ஏன் எனக்கு மட்டும்? ஏன் என் மார்புக்குள் புற்று? அதுவும் 30வயதிலேயே.. முழுமையாய் சரியாகி விடுமில்லையா?” என்று அவ்வப்போது கேட்கப்படும் கேள்விகட்கு அவசரமாய்

நாம் உதிர்க்கும் மவுனம்; என நம் வாசலில் காத்திருக்கும் வாழ்வியல் நோய் கூட்டத்தின் சவால்கள் அத்தனையும் ஓசோன் ஓட்டை, புவி வெப்படைதல், காற்றில் உயரும் கழிவுப் புள்ளிகள், என்ற பல அச்சுறுத்தல்களையெல்லாம் தாண்டி அதிகம் பயமுறுத்துகிறது.

பிளேக்கிலும், காசத்திலும், ஊழிக்கழிச்சலும் நாம் கொத்துகொத்தாய்ச் செத்துப் போன காலம் வரலாற்றில் உண்டு. பொதுச்சுகாதார வசதியிலும், சில அடிப்படை அறிவியல் புரிதலும் நிகழ்ந்ததில், அந்த தொற்று நோய்க் கூட்டப் பிடியின் இறுக்கம் தளர்ந்தது உண்மை. நம் சராசரி வாழ்நாள் காலம் கூடியது. ஆனால் அந்த நீடித்த ஆயுளில் நிம்மதியாய் ஆரோக்கியமாய் இருக்கிறோமா என்றால், நிச்சயமாய் இல்லை. புதிய துரித வாழ்வியல் சிதைத்துப் போட்ட நம் பல அடையாளங்களில், முக்கியமாய்த் தொலைந்து போனது நலவாழ்வு.

நம்மைச் சுற்றி, நாம் நம் குழந்தைகளுக்கு அடையாளப் படுத்தும் நபர்கள் தெரியுமா? "இன்னுமாடா! நீ டீமேட் அக்கவுண்ட் ஆரம்பிக்கலை.. அடடடா? என்று கேட்கும் புதிதாய் வேலைக்குச் சேர்ந்த புத்திசாலி 25 வயது இளைஞர் அடிமைகள்;" லீவு விட்டாச்சு! புள்ளையை காலையில் நீச்சல், 11 மணிக்கு சாஸ்திரிய சங்கீதம், மத்தியானம் யோகா, சாயந்திரம் மலையேறும் பயிற்சி, அது முடிஞ்சவுடனெ அப்படியே சல்சா-ராக் நடன பயிற்சி" என, "ஏண்டா லீவு வுட்டாங்க?"ன்னு பிள்ளை கதறக் கதற, அவர்களை ஆய கலை 64-க்கும் ஐந்து வாரப் பயிற்சியில் சேர்த்து மொன்னையடிக்கும் புத்திசாலி 30 வயது பெற்றோர்கள்; "ஒஹியோல உள்ள உன் பையன்கிட்ட சொன்னியா? பைபாஸ் பக்கமா பிளாட் வருது. இப்பவே வளைச்சுப் போட்டா, செம இன்வெஸ்மெண்ட்," என்று அடுத்த வருசமாவது இந்தியாவுக்கு போயிரலாம்னு 13 வருசமா தள்ளிப்போட்டுக் கொண்டிருக்கும் பையனின் 60 வயது மெத்தப்படித்த இந்திய அப்பாக்கள். இவர்களுக்கெல்லாம், நலவாழ்வுச் சூத்திரத்துக்கு கோனார் நோட்ஸோ அல்லது கூகுள் தேடலில் மட்டுமே சாத்தியம். மரபோடு வந்தவை மறந்து போய், மரத்துப்போய் சில வருடங்களாயிற்று.

காலை உணவு இட்லியிலிருந்து சோள அவலுக்கு நகர்ந்து வருவது போல, தவலைப்பானையில் வைத்த

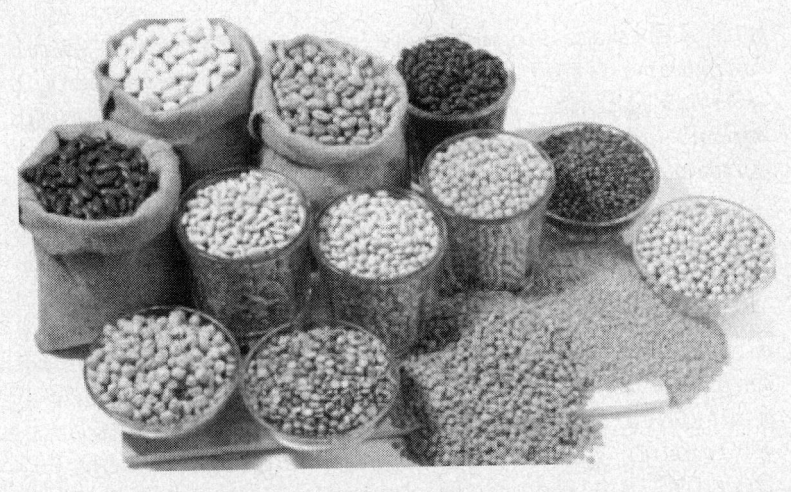

குடிக்கும் தண்ணீர், தலைகீழாய்க் கவிழ்த்து வைத்துக் குடிக்கும் பிளாஸ்டிக் புட்டித்தண்ணீருக்கு போனது போல, கனிமங்கள் நிறைந்த கரு(ப்)ம்பு வெல்லம், வெள்ளை விஷமான வெள்ளச் சீனியாக ஆனது போல, கடலுக்குள் உடலுக்கு உப்புச்சுவையுடன் வந்த கனிமம், சோடியம் குளோரைடாய் மட்டும் அவதாரமெடுத்து வீட்டு சமையலறையை வேதிக்கூடமாக மாற்றியது போல, வளர்ச்சியின் பெயரால் உணவுக் கலாச்சாரம் உருக்குலைந்து, வணிகத்திற்காக நடத்தப்படும் தொழில்நுட்ப வன்முறையில் சூரையாடப்பட்டுக் கொண்டு வருகிறது.

அன்றைய வாழ்வியலில், ஒவ்வொரு உணவுக் கவளத்துக்குப் பின்னும் 'குடி உயர கோன் உயரும்' எனும் படிநிலையும், ஊற்று நீர்-சேற்று மண்ணின் முகம் தெரியா நுண்ணுயிரியின் நலமும், நாளைய சந்ததியின் நலவாழ்வும், பகிர்ந்துண்டு பல்லுயிர் போற்றி உயிர்பன்முகத்தன்மை ஓம்பும் ஒழுக்கமும் இருந்தன. இன்று ஒவ்வொரு பிடி சோற்றுக்குள்ளும், ஏதோ வல்லரசின் ஏகாதிபத்தியச் சிந்தனை, உள்ளூர் அரசியல் தந்திரம், "தான் மட்டும் எனும் காப்புரிமை" வணிகக் கொக்கிப்பிடி, பாலுக்காக அழும் இன்னொரு குழந்தையின் பசி ஒளிந்திருக்கும் பயங்கரங்கள், உயர உயரமான கட்டங்களுக்குப் பின்னே ஒளிந்திருக்கிறது.

எங்கே இழந்தோம் நம் வாழ்வியல் மரபுகளை? நவீனத்தின் நெரிசலான வாழ்வில், "மணிநீரும் மண்ணும் மலையும், அணி நிழற்காடுகளும் அரணெ"னச் சொன்ன வள்ளுவனின் சூழல்விதியைத் தொலைத்த போதா?. உலகத்தின் மூத்த நாகரீங்களாய்ப் பதிவு செய்யப்பட்ட எகிப்து, கிரேக்க சுமேரிய நைல் நாகரீகங்கள் எல்லாம் சொல்லாத திணை சார்ந்த உணவையும், வாழ்வியலையும் சொன்ன நம் தமிழ் மரபை ஒட்டுமொத்தமாய் இழந்தபோதா? "வாடிய பயிரை கண்ட போதெல்லாம் வாடினேன்" என வள்ளலார் கூற்றுப்படி, என எங்கள் நேசம், மனிதம் தாண்டி பல்லுயிரும் பாதுகாப்பது என இருந்தோமே அதை வளர்ச்சி என்ற ஒற்றை வார்த்தையில் தொலைத்த போதா? முழுதாய்த் தெரியவில்லை. எதையும் வணிகப்பார்வையில் நகர்த்தியது ஒரு முக்கியமான காரணம்.

நம் பாரம்பரியத்தின் பார்வை விசாலமானது. பல ஆயிர ஆண்டு அனுபவத்தை பாரபட்சமில்லாமல், தன் சந்ததிக்கு நலவாழ்வைக் கடத்தும் பெரும்பண்பு உடையது.

மறுப்பது உடல் நோய் மருந்தெனலாகும்;

மறுப்பது உளநோய் மருந்தெனச் சாலும்;

மறுப்பது இனி நோய் வாராதிருக்க;

மறுப்பது சாவை மருந்தென லாமே - என்று,

ரசியாவின் ஆலம் ஆட்டா நகரில் 1970-ல் உலக சுகாதார நிறுவனம் வரையறுத்த மருந்தின் இலக்கணத்தை, அப்படியே இலக்கணம் மாறாமல் 2000 ஆண்டுகளுக்கு முன்பே வரையறுத்தார் நம் ஊர் திருமூலர். அவர்தம் சமகாலத்தவரோ அல்லது அவருக்கு வரலாற்றில் சற்றே மூத்தவரோ வள்ளுவன், அதே மருந்து அதிகாரம் பற்றி எழுதுகையில், மருந்து தலைப்பின் கீழ் மருத்துவத்தைப் பற்றி அதிகம் பேசாமல்,

மருந்தென வேண்டாவாம் யாக்கைக்கு அருந்தியது

அற்றது போற்றி உணின் -

என்று நலவாழ்விற்கு உணவின் வீச்சை உறுதிப்படுத்தினார். நோயற்ற வாழ்வுக்கு உடல் உறுதி, உள்ள நலம், நோய்தடுப்பு ஆற்றல்- இதையெல்லாம் பெற்றுத்தரும் நம் உணவு, சுற்றுச்சூழல், அறம் சார்ந்த வாழ்வு அவசியம்

என்பது தாம் நம் பல்லாயிர ஆண்டு பழக்க அனுபவம். தொழிற்புரட்சிக் காலத்தில் சிதைக்கத் துவங்கிய இந்த சூத்திரத்தின் உண்மையை, கடந்த 25 ஆண்டுகளில் நாம் ஒட்டுமொத்தமாய் உருக்குலையும் போதுதான், நவீனம் புரிந்துகொள்ளத் துவங்கியுள்ளது.

உடலை உறுதிசெய்வது குறித்த அக்கறை சமீபமாய் மீண்டெழுந்து வரத் துவங்கியிருக்கிறது சற்று ஆறுதலான விஷயம்தான். சங்கடம் என்னவென்றால் ஃபிட்னஸ் வணிகப் போர்வையிலும், 'சிக்ஸ் பேக்; சீரோ சைஸ் இடுப்பு' என மாறிப்போன அழகியல் பார்வையிலும் உடலுறுதி சிக்கத் துவங்கியுள்ளது. பருத்த மார்பும் மெல்லிய இடையும் கொண்ட பார்பி பொம்மையும், எட்டு மடிப்பு கொண்ட விரிந்த மார்புள்ள 'வியாபாரகான்'களும் உடல்உறுதியின் அடையாளமாய்ப் பார்க்கப்படுகின்றனர். நாங்கள் ஸ்கூலில் படிக்கும் காலத்தில், "அம்மா! ஜிம்முக்கு போறேன்" என சொன்னால், 'பையனுக்கு ரவுடிகள் சகவாசம் வந்துருச்சோ?' என பதறி, அங்கெல்லாம் போக கூடாது. "வேணும்னா ஸ்கிப்பிங் ரோப் வாங்கித்தாரேன்; வாசல்ல போடு," என்ற பதில் வரும். அந்தக்கால அம்மாக்கள், "உடற்பயிற்சி என்பது, ரவுடி கோர்ஸ்-ல் கற்றுக் கொடுப்பது போல" என்ற முடிவில் இருந்தனர். இப்போது நிலைமை வேறு; பர்முடாஸ் போட்ட தாத்தாக்கள் கூட "டாக்டர்! இந்த ஹேம்ஸ்ரிங்க்ஸ் (தொடை சதையை) வலுவாக்க என்ன உடற்பயிற்சி செய்யலாம்?"-னு கேட்கிறார்.

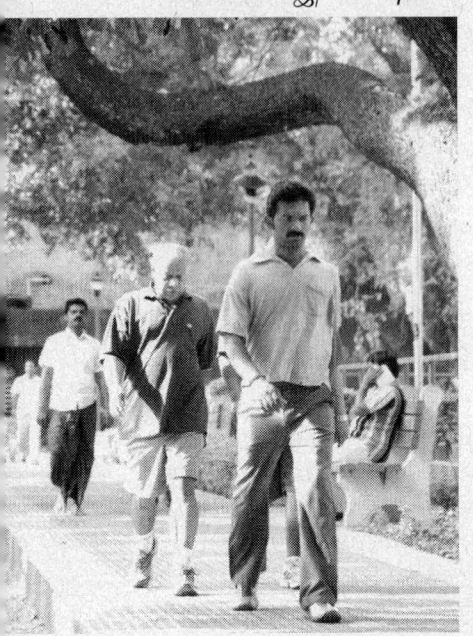

தினசரி 45 நிமிட வேக நடை, 20 நிமிட மூச்சுப்பயிற்சி, குறைந்தபட்சம் வாரத்துக்கு 3 நாட்கள் வியர்க்க வியர்க்க விளையாட்டு அல்லது உடலுழைப்பு போதுமானது. ஆறு மடிப்பு, எட்டு மடிப்பு வேண்டும் என தண்ணீர் குடிக்காமல்

எடுக்கும் உடற்பயிற்சி எத்தனைதூரம் நம்மை நலமாய் வைத்திருக்கும் என நம்பிக்கையில்லை. திருநெல்வேலி கிருஷ்ணாபுரத்தின் சிற்பத்தில் உள்ள வீரன் சிலையில், தஞ்சாவூர் கோயிலில் கருவூராருக்குப் பக்கம் நிற்கும் மன்னனின் உடம்பில் எல்லாம் சிக்ஸ் பேக் இருக்கிறது. அந்த உடல் உறுதி அன்று உழைத்துப் பெற்றதுதான். பெரிய பெரிய டப்பாவில் விற்கப்படும் புரோட்டீன் பவுடரிலோ, தண்ணீர் குடிக்காமல் வாட்டியோ பெற்றது அல்ல. அந்த உறுதிதான் வேண்டும். வேத மறுப்பு இயக்கங்களான சாங்கியமும் ஆசிவகம் தத்துவ மரபுகளும் உடலையும் உள்ளத்தையும் ஒருங்கே உறுதி செய்ய வடிவமைத்த மூச்சுப் பயிற்சியும், ஆசனப் பயிற்சியையும் சமீபமாய் ஒட்டுமொத்தமாய் மதக்கம்பெனி நிர்வாகங்கள் மட்டும் கையிலெடுத்துள்ளன. இறை தேடினாலும் சரி, இரை தேடினாலும் சரி, யோகப்பயிற்சி நம் உடல் உறுதிக்கு மிக மிக அவசியமானது. அது நம் பாரம்பரியம் விட்டுச் சென்ற நலவாழ்வியல் கலை.

நீள நீள லெட்ஜர் நோட்டை வைத்து, கூட்டிக் கூட்டி கணக்கு பார்த்துக் கொண்டிருந்த வங்கி கிளார்க், இன்று மடிக்கணினியில் வட்டிக்கணக்கு சொல்கிறார். காது மடலில் சொருகிய கட்டை பென்சிலை வைத்து, காலண்டர் பேப்பரின் பின்புறம் பில் எழுதிய அண்ணாச்சிக் கடையில், இப்போது 'ஐ-பேடில்' கூட்டல் போட்டு, பில் தருகிறார்கள். சுண்ணாம்பு பறக்க சாக்பீசில் பாடம் நடத்திய வாத்தியாரில் பலர், இன்று பவர்பாயிண்ட்டில் பாடம் நடத்துகிறார்கள். இதெல்லாம் நடப்பது நகரங்களில் மட்டும். நகரங்கள் சவுகரியமாகவே நகரத் துவங்கி விட்டன. ஆனால் கிராமங்கள்? இன்னமும் அங்கு வானத்தையும், அடமானத்தையும் மட்டுமே நம்பி வாழும் ஏழை விவசாயிக்கு மட்டும் ஏனோ விடியலே இல்லை. புறவழிச்சாலை பக்கத்தில் தன் நிலமிருந்தால் கலர் கலராய் பெய்ண்ட் அடித்து ரியல் எஸ்டேட்டுக்கு விற்று விடலாம் என்பதைத் தாண்டி எந்த நம்பிக்கையும் அவனுக்கு இல்லை. விவசாயத்தைப் பெருக்குகிறேன் என்ற முழக்கத்துடன் முன்பு வந்த அத்தனை விஞ்ஞான உத்திகள், கொஞ்ச காலம் மட்டும் உற்பத்தியை பெருக்கி, நெடுங்காலத்துக்கு விவசாயியை வீழ்த்தின. வலுகுறைந்த உணவை நச்சு தெளித்து சந்தைக்கு அனுப்பின. கடைசியில்

உரமானியப் பிச்சையில்தான் வேளாண்மை எனும் அவமான நிலைக்கு அழைத்து வந்தன. இன்னமும் அந்த உத்திக்குள் ஓரளவு சிக்காமல், இருப்பது சிறுதானியங்கள் மட்டும்தான்.

சிறுதானியங்கள் பெரும் மருந்துகள் என்பதை உலகம் உணரத் துவங்கிவிட்டது. தினை, ராகி, கம்பு, சிறுசோளம், கம்பு, குதிரைவாலி, வரகு என அத்தனையின் அரிசியும் இன்றைய வாழ்வியல் நோய்க்கான சரியான உணவுத் தேர்வாகி வருகிறது. மெதுவாக தன் சர்க்கரையை உடலில் கசிக்கும் தன்மை, அதிக நார், மருத்துவ குணமுள்ள மூலக்கூறுகள், அதிகபட்ச கனிம சத்துக்கள் என இந்த சிறுதானியங்கள் தன்னுள் பொதிந்து வைத்திருக்கும் நலக்கூறுகள் ஏராளம். நம் உடம்புக்கு மட்டுமல்ல, நம் உழவுக்கும் சிறுதானியங்கள் நலம் தருபவை. தண்ணீர் அதிகம் தேவையில்லாத, உரம் பூச்சிக்கொல்லி அவசியமற்ற இந்த சிறுதானிய வேளாண்மை நம்மையும் நம் மண்ணையும் காக்கக் கூடியது. வணிக அரக்கர்கள் இதையும் எட்டிப்பிடிக்க எத்தனை நாளாகும் என தெரியவில்லை. அதற்குள் நம் அன்றாடத்திற்குள் அதனைச் செருகிக் கொள்வது நம் நலவாழ்வுக்கான அவசரத் தேவை. அரிசியைப் பட்டை தீட்டி தீட்டி அதன் கொஞ்ச நஞ்ச நல்ல கூறுகளையும் குப்பைக்கு அனுப்பியது போல், சிறுதானியத்திலும் சுவை கருதி பட்டையைத் தீட்டும் பணி ஆங்காங்கே துவங்கியுள்ளது. அதற்கு இடம் கொடுக்காமலிருப்பதும் மிக முக்கியமான விஷயம்.

“அடி காட்டிலே; நடு மாட்டிலே; நுனி வீட்டிலே”, என மண்ணைக் கெடுக்காது, பயிர் செய்த தாவரத்தின் அடிக்குருத்தை மண்ணுக்கும், பின் அதன் தண்டுப்பகுதியை மாட்டுத் தீவனமாகவும், அதன் நுனியில் இருக்கும் கதிரை மட்டும் தன் உணவுக்கும் பயன்படுத்தியவன் நம் விவசாயி. வேப்பம் புண்ணாக்கு, பசுந்தாள் உரம், மாட்டுச்சாணம் எல்லாம் வைத்து பெருகிவரும் நம்ம மக்கள் தொகைக்கு போதுமான அளவு எப்படி பயிர்செய்வது..?என்ற கேள்வியில் “ரொம்ப மெனக்கிட வேண்டாம் நிறைய மகசூல் தரும். தாவரங்கள் தன் வேர்களால் அங்குமிங்கும் தேடும் சத்தை, பக்கத்தில் வந்து இரசாயன உரமாகப் பரிமாறுகிறோம் அவ்வளவுதான்; பூச்சி மருந்தா?- அது பூச்சியை மட்டும் தான் கொல்லும்.,” என இந்த அழிவு வித்தையை அவசரமாய்

அன்றைய வணிகம் திணித்தது. விளைவு?.. நிலத்தடி நீர் முதல் தாய்ப்பால் வரை நச்சு நுண்துகள்கள். ஆண்களின் சராசரி விந்தணுக்களின் எண்ணிக்கை குறைவு, சோரியாசிஸ், மூளை வளர்ச்சி குறைவு, நரம்பு நோய்கள், இன்னும் சில நோயெதிர்ப்பாற்றல் சீர்கேட்டு *(auto immune disorders)* நோய்கள், கணக்கிட்டதை விட இரண்டு மடங்கு அதிகமாகி விட்ட, மார்புப்புற்று, கருப்பை கழுந்துப் புற்று, இரத்தப் புற்று என பெருகும் புற்று நோய்க்கூட்டம். பளபளவென பருத்து இருக்கும் இரசாயனக் காய்கறிகளை விட, நம் நாட்டு ஏழைக் கூட்டம் மாதிரி ஒடுங்கி ஓரமாய் இருக்கும் ஆர்கானிக் காய்கறிகள்தாம் நம் நலவாழ்விற்குத் நாளும் தேவை. வீட்டு சமையலறை கழிவைக் கொண்டு இரண்டு மூன்று தொட்டியிலும் கூட அன்றாடம் பயன்படுத்தும் கீரையோ காயோ நாம் வளர்ப்பது முழுமையாய் சாத்தியம். சிறுதானிய உணவும், அதற்கு ஆர்கானிக் காய்கறி கூட்டும் கொண்ட தினசரி உணவு மட்டுமே ஓரளவிற்கு வாழ்வியல் நோயிலிருந்து நம்மை காப்பாற்றும் தடுப்பு மருந்துகள்.

அழகு ஆண்டவன் சட்டைப்பையில் செருகி அனுப்பிய சிபாரிசுக் கடிதம் என்கின்றது ஒரு கவிதை. அதை மேலும் பொலிவாக்க முனையும் அக்கறை எக்கச்சக்கமாய் ஏறி வரும் காலம் இது. விளைவு? நெயில் பாலிஷில் கலந்துள்ள காரீயம் *(lead)*, மணமூட்டிகளில் உள்ள ஃபார்மால்டிஹடும் எத்தலீன் ஆக்சைடும், கண் அழகுக்கு பயன்படுத்தப்படும் பாலி சைக்ளீக் ஹைட்ரோ கார்பன், தோலின் நிறத்தை வெளுக்க வைக்கும் ஹைட்ரோகியுனைன் என நம் அழகூட்டிகளின் மூலம் நம் உடல் நுழையும் வேதிவிஷங்களின் எண்ணிக்கை பெருகிக் கொண்டே நாளும் இருக்கிறது. பாசிப்பயறும், கோரைக்கிழங்கும், கிச்சிலிக் கிழங்கும் சேர்த்தரைத்து நலுங்கு மாவு செய்து குளித்தோமே. அவற்றில் இந்த வேதிப்பிரச்னை எதுவும் கிடையாது. கரிசலாங்கண்ணி, கறிவேப்பிலை சேர்த்து காய்ச்சிய எண்ணெயில் முடி வளர்த்தோமே அதிலும் காதல் கெமிஸ்ட்ரி இருந்தது. உடலைக்கெடுக்கும் கெமிக்கல்ஸ் தான் இருந்ததில்லை. இப்படி ரசாயன பூச்சுகளில், சிகப்பழகு கிரீம்களில் சிக்கிச் சீரழிவதை விட, கருப்புத்தான் அழகு என உங்கள் விட்டுச் செல்லங்கள் மனதிலும் இனியாவது பதிய வையுங்கள்.

குதூகலமான மனம் குழந்தையில் கூட இல்லாத உலகாகி வருகிறது துரித உலகம்.. "ஒரு கால் கிலோ நிம்மதி; அரை கிலோ சலனமற்ற தூக்கம், 200 கிராம் சிரிப்பு கிடைக்குமா?" என வாழ்வின் மகிழ்ச்சிக்கூறுகள் கூட சந்தையில்தேடும் மனோபாவம் பெருகிக் கொண்டே வருகிறது. அகமகிழ்ச்சியின் அடையாளம் மறந்து போய்விட்டது.

இன்றைக்கு 10-ல் 3 பேர் மன நோயாளிகள் என்கிறது இந்திய உளவியல் நிறுவனம். சட்டையைக் கிழித்து திரிவதுதான் உளவியல் நோயென்றல்ல. புன்னகைக்க மறந்ததும், தூக்கம் தொலைந்து போனதும், உறக்கத்துக்குப் பிந்தைய அதிகாலை உற்சாகமின்மையும் கூட உளவியல் நோயின் ஆரம்பம் என்கிறது மருத்துவம். இரவின் தூக்கம் இல்லாவிடில், உடலின் மெலடோனின் சுரப்பு இல்லை. மெலடோனின் சுரப்பு சரியாக இல்லை என்றால், புற்றுக்கும் பிற வாழ்வியல் நோய்க்கும் எதிரான காப்பு நம் உடம்பில் இல்லை. நடு இரவு 1 மணி 2 மணி வரை உலகின் மன்னர்களுக்கு டாலர் கூலியில் உழைக்கத் துவங்கியுள்ள நம்மில் பலருக்கு பெரு நிறுவனங்கள் நோயிற்கு இலவசமாய் மருந்து தரக் கூடும். அதற்கு முன்னால் இலவசமாய் நோயும் தரும் என்பது பலருக்கும் தெரியாது. நலவாழ்வுக்கு நல்ல தூக்கமும், அக மகிழ்வும் இயல்பாய் நிகழும் வாழ்வியல் வேண்டும். அதற்கு வாழ்வின் உயரங்களைவிட சம நிலங்களைப் பற்றிய புரிதல் வேண்டும். பாரம்பரியம் பலகாலமாய்க் கற்றுக் கொடுத்தது அதைத்தான்.

மொத்தத்தில் நாம் தொலைத்து வருவது நல்ல உணவு, நல்ல உடலுறுதி, நல்ல உள்ள மகிழ்வு, நல்ல சுற்றுச்சூழல். பாரம்பரிய எச்சங்களை, அறம் சார் அறிவியலின் துணை கொண்டு மீட்டெடுப்பது மட்டும்தான் மிச்சமிருக்கும் ஒரே நம்பிக்கை.

10

அறிவியல் அடிப்படையற்றதா பாரம்பரிய மருத்துவம்?

எழுத்தாளர் பி.ஏ.கிருஷ்ணன் தன்னுடைய 'மேற்கத்திய மருந்துகள் - மறுக்க முடியாத சில உண்மைகள்' கட்டுரையில் ('தி இந்து' அக்.29) நவீன மருத்துவத் துறையின் சில பக்கங்களை வாசகர்களுக்குச் சொல்லி, பாரம்பரிய மருந்துகள் இன்றைய அறிவியலின் கேள்விகளுக்குப் பதிலளிக்காதவை என்ற உண்மைக்குப் புறம்பான குற்றச்சாட்டை, தவறான தரவுகளுடன் நிறுவ முயன்றிருக்கிறார்.

நவீன மருந்துகளின் மகத்துவத்தையும் நம் மக்கள் நலவாழ்வுக்கு அவற்றின் பங்களிப்பையும் ஒருபோதும் யாராலும் மறுக்கவோ, மறக்கவோ இயலாது. தொற்றுநோய்க் கூட்டத்தைப் பெருவாரியாகக் கட்டுப்படுத்தியதிலும் சரி, அவசர காலச் சிகிச்சையில் அதன் முக்கியத்துவமும் சரி அளப்பரியன. அதேசமயம், பாரம்பரிய மருத்துவ அறிவியலும் அதன் புரிதலும் இதுவரை நம்மை, நம் நலவாழ்வைக் காத்து வந்தன என்பதை மறந்து, ஏதோ பாரம்பரிய மருத்துவம் 'குறளி வித்தை' என்ற ரீதியில் எழுதுவது, ஏகோபித்த அளவில் சித்த மருத்துவத்தின் மீது நம்பிக்கை கொண்டுள்ள மக்களுக்கு ஏமாற்றத்தையும் வேதனையையும் அளிக்கும்.

நோய்கள் எல்லாம் கர்ம வினையினால், அமானுஷ்ய சக்தியினால் ஏற்படுகின்றன என கிரேக்கம் உள்ளிட்ட உலகின் முன்னோடிச் சமூகங்கள் பேசிவந்த காலத்தி லேயே, நோய்களுக்கு எந்தக் கர்மவினையும், பேய் பிசாசும் காரணமல்ல; உடலில் மாறுபாடு அடைந்துள்ள முக்குற்றங்களாலான வளி, அழல், ஐயம் ஆகிய மூன்றும்தான் காரணம் என்றார் வள்ளுவர் ('மிகினும் குறையினும் நோய் செய்யும் மேலோர் வளிமுதலா எண்ணிய மூன்று' -திருக்குறள் *941*).

பஞ்ச பூதங்களான மண், நீர், காற்று, தீ, ஆகாயத்தின் கூட்டுறவில், இனிப்பு, கார்ப்பு, கசப்பு, புளிப்பு, துவர்ப்பு, உப்பு ஆகிய ஆறு சுவைகள் தோன்றி, அந்த ஆறு சுவைகளால் ஆன உணவைச் சாப்பிடும்போது, சாப்பிடும் சுவைக்கு ஏற்றபடி, மூன்று குற்றங்களும் மாறுகின்றன என்ற புரிதலில்தான் சித்த மருத்துவமும், ஆயுர்வேதமும் இன்ன பிற இந்தியப் பாரம்பரிய மருத்துவ முறைகளும் இயங்குகின்றன. இது ஒரு பண்டைய புரிதல். தெளிவான ஓர்அறிவியல். தற்கால அறிவியலின் தர்க்கவாதப்படி துல்லியமானது (ப்ரேசிஸ்டு), பாரபட்சமற்றது (டிஸ்பாஷனேட்), தர்க்க ரீதியிலானது (ரேஷனால்), தேவைப்படும் விளைவை எப்போதும் தரக்கூடியது (ரீபுரொடியூசபில்கான்டெக்ஸ்ட்).

பல காலம் இந்தப் புரிதலை அறிவியலாக ஏற்றுக்கொள்ள நவீன அறிவியலால் முடியவில்லை. ஆனால், வெகு சமீபத்தில் தன் ஆய்வுக் கண்களை அகலமாக விரித்து, சித்த மருத்துவமும் ஆயுர்வேதமும் சீன மருத்துவமும் சொல்லிவரும் 'பிரக்ருதி' (வாத பித்த கப உடல்வாகுகள்) சரிதான் என்றும், ஒவ்வோர் உடலுக்கேற்ற மருந்தையும் படைத்தாக வேண்டும் என்றும் நவீன மருத்துவ உலகின் மரபணு மருந்தறிவியல் (ஜினோஃபார்மகூட்டிக்ஸ்) துறை சொல்ல ஆரம்பித்திருக்கிறது. அந்த மரபணுவியல் (ஜினோமிக்ஸ்) அடிப்படையில், ஏதாவது புது மருந்து அஸ்வகந்தாவில் வந்திருக்கிறதா என அறியாமையில் கேட்ட கட்டுரை ஆசிரியருக்கு, வெகு சமீபத்தில் அஸ்வகந்தாவுக்குத் தடுப்பு மருந்துக்கான துணை மருந்துக்கான (நியூவேக்சின் அட்ஜுவண்ட்) அமெரிக்கக் காப்புரிமைகூட வழங்கப் பட்டிருப்பது தெரிந்திருக்க வாய்ப்பில்லை. அஸ்வகந்தா

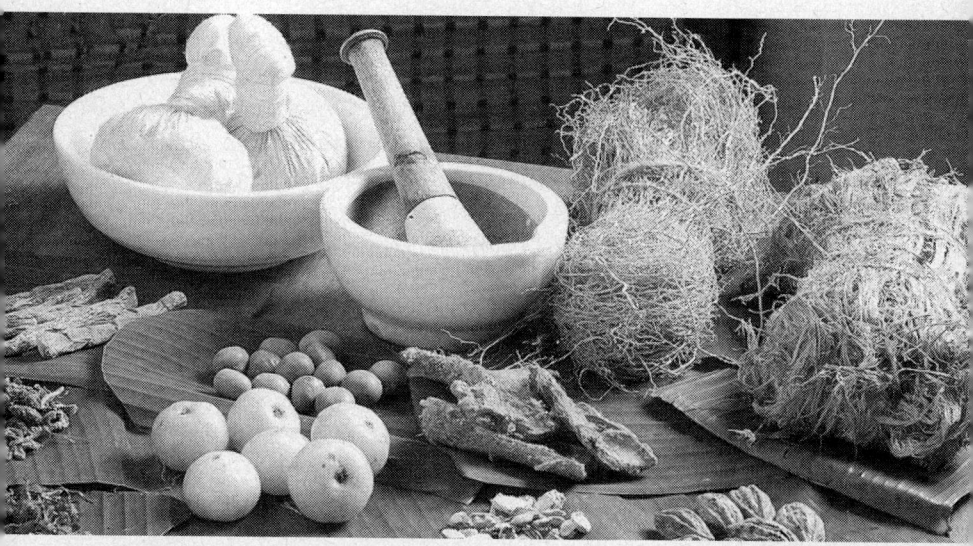

எந்த அளவில் வேலை செய்யும், எவ்வளவு சரியான மருந்து எனச் சொல்லும் 697 ஆய்வுக் கட்டுரைகள் இருப்பதாவது அவருக்குத் தெரியுமா?

சித்த, ஆயுர்வேத, யுனானி மருந்துகள் எல்லா வல்லுநர்களுக்கும் பதில் சொல்லும்படியான ஆய்வு களுக்கு உட்படுத்தப்படுவதில்லை என்ற பிம்பத்தைக் கட்டுரையாசிரியர் எழுப்ப முயல்வதும் கண்டனத்துக்குரியது. மத்திய அரசின் 'ஆயுஷ்' துறைக்குக் கீழ் இயங்கும் சித்த, ஆயுர்வேத, யுனானி ஆணையங்கள் தத்தம் மருத்துவத் துறையின் மருந்துகளுக்கான தர நிர்ணயங்களை இன்றைய அறிவியல் கூறுகளின்படி நிர்ணயித்து, சித்த மருத்துவ மருந்தறிவியல் நூல், ஆயுர்வேத மருத்துவ மருந்தறிவியல் நூல், யுனானி மருத்துவ மருந்தறிவியல் நூல் ஆகிய நூல்களைக் கொண்டுவந்து, மருந்துகளின் தரக் கட்டுப்பாட்டையும், மருந்துத் தயாரிப்பின் தர மேம்பாட்டையும் கொண்டு வந்திருக்கின்றன.

சித்த, ஆயுர்வேத மருந்துகள் வாதத்தைக் குறைக்கக் கூடியவையா, வலி நிவாரண வழிமுறையா (காக்ஸ்-2 இன்ஹிபிட்டர்) என்ற ரீதியிலான 'இரட்டை ஆய்வுகள்' இந்தியாவெங்கும் நடைபெற்று வருகின்றன. புற்றின்

வளர்ச்சியைத் தடுக்கும் என்று கண்டறியப்பட்ட மஞ்சளும் வெண்கொடிவேலியும் நவீன மருத்துவப் புரிதல் அடிப்படையிலான 'பி-53' மரபணு வெளிப்பாட்டில் (பி-53 ஜீன் எக்ஸ்பிரெஷன்) எவ்விதம் பணிபுரியும் என்பதும், தீர்மானிக்கப்பட்ட செல் மரணத்தை (அப்போப்டோஸிஸ்) எவ்விதத்தில் ஊக்குவிக்கும் என்பதையும் கண்டறிந்து, உயர் மதிப்பீட்டுப் பன்னாட்டு மருத்துவ ஏடுகள் வெளியிட்டு வெகுகாலம் ஆயிற்று.

சமீபத்தில், ஒட்டுமொத்தத் தமிழகமே பயந்துபோன சிக்குன் குனியாவையும், டெங்குவையும் நிலவேம்புக் குடிநீர் கட்டுப்படுத்தியதையும் அடுத்த கட்டமாக நிலவேம்பின் ஆண்ட்ரொக்ராஃபைனும் பானிகுலேட்டும் எப்படி வைரஸைக் கட்டுப்படுத்துகின்றன என்ற ஆய்வு தொடங்கியதையும் ஒட்டுமொத்த மருத்துவ உலகமும் அறியும்.

கேலன் சொன்னதையும், கலிலியோ சொன்னதையும் மறுத்துப் பின்னூட்டம் தரும் ஆய்வுகள்தாம் மேற்கத்திய மருத்துவ வளர்ச்சிக்கு வித்து என்று வாதாடும் கட்டுரையாசிரியர், "இந்தப் பழம் ஏன் மேலே போகாமல் கீழே வருகிறது?" என்ற நியூட்டனின் சிந்தனையிலும் சரி, "கறந்த பால் முலை புகா; கடைந்த வெண்ணெய் மோர் புகா; விரிந்த பூ, உதிர்ந்த காய் மரம் புகா" என எழுதிய சிவவாக்கியரின் சிந்தனையிலும் சரி; அறிவியல்தான் அடித் தளத்தில் இருக்கிறது என்பதை மறுப்பாரா?

அன்று மதச் சித்தாந்தத்துக்குள் மாட்டிக் கொள்ள மறுத்த நியூட்டனும், 'நட்ட கல்லும் பேசுமோ?' என்ற சிவவாக்கியரும் ஒரே புள்ளியில்தான் அறிவியலைப் பார்த்தனர். மேற்கில் நியூட்டனுக்கும் டார்வினுக்கும் அவர்தம் அறிவியலுக்கும் கிடைத்த அங்கீகாரம், அதே தேடலை வேறோர் அறிவியல் புரிதலுடன் இன்னும் பல நூறு ஆண்டுகள் முன்னரே சொன்ன ஆசிவகக் கணியனுக்கோ வள்ளுவனுக்கோ சிவவாக்கியருக்கோ கிடைக்கவில்லை. பாரம்பரிய அனுபவங்களைக் கட்டவிழ்க்க, பாரபட்சமற்ற பாரம்பரிய மருத்துவப் புரிதலும் வேண்டும்; நவீன விஞ்ஞான ஆய்வுகளும் வேண்டும். இரண்டில் எது குறைந்தாலும் விடை கிடைக்காது. இங்கே முட்டுக்கட்டையாக இருப்பது

இரண்டின் ஒருங்கிணைந்த பார்வையும் இல்லாததுதான். கூடவே, 'தான் மட்டும்தான்', 'நானே கடவுள்', 'பழசு புரட்டு எனும் பார்வை', 'காப்புரிமை' என்ற கட்டமைப்புக்குள் சிக்கியுள்ள மருத்துவ உலகம்.

ஒருவரை ஒருவர் குறை சொல்லாமல், இன்னும் தினசரி காலையில் ஏராளமாய் மருத்துவமனையின் வாசலில் குத்தவைத்துக் காத்திருக்கும் நம் ஊர் விளிம்பு நிலை சாமானியர்களுக்கும் நலவாழ்வைத் தருவதற்கு, காய்த்தல் உவத்தல் இல்லாத பார்வையில் ஒருங்கிணைந்த ஆய்வாலும் சிகிச்சையாலும் மட்டும்தான் முடியும்!

11

தமிழ் மருத்துவத்தில் ஆசீவகத்தின் கொடை

சித்த மருத்துவம்

உலகின் பாரம்பரிய மருத்துவ முறைகளில், சித்த மருத்துவமும் ஒன்று. உலக வரைபடத்தில் குன்றிமணி அளவு உள்ள குவாண்டமாலா முதலான சிறு நாடுகளிலும் அதற்கென உள்ள பண்பாட்டை ஒட்டிய பாரம்பரிய மருத்துவ முறைகள் உண்டு. சீனாவின் மூலிகை மருத்துவம், கொரியாவின் சுஜோக், ஜப்பானின் கம்போ, மலேசியாவின் மலாய் மருத்துவம், திபெத்திய மருத்துவம், ஆயுர்வேதம், யுனானி என உலகெங்கும் பரவியுள்ள பாரம்பரிய மருத்துவ முறைகள் ஏராளம்.

பழம்மொழிகளில் பெரும் பண்பாட்டு நகர்வுகளாய் இருந்து உலகை ஆண்ட மொழிகளான ஹீப்ருவும், லத்தினும், பாலியும், பிற்காலத்தில் பரிணாமம் பெறாதபோது, அந்தக் காலத்தில் இருந்து செம்மொழியாய் தமிழ் மொழி மட்டும் எங்ஙனம் இன்றளவும் வாழ்வியலை எடுத்து வந்துள்ளதோ அதுபோல சித்த மருத்துவமும் ஆற்றுப் படுகை பண்பாட்டிற்கு முன்பிருந்தே துவங்கி இன்று வீட்டு மருத்துவமாக, நாட்டு வைத்தியமாக மூலிகை மருத்துவமாக பயனளித்து வருவது அதன் தொன்மையையும் பறைசாற்றுகிறது.

உலகின் பிற பாரம்பரிய மருத்துவங்களுக்கு இல்லாத தத்துவப் பின்னணியும் தரிசன நோக்கும், சித்த மருத்துவத்துக்கு நிறையவே உண்டு. கருத்து முதல்வாத, வேதாந்தத்திற்கு எதிரான, பொருள் முதல்வாத கருத்துக்களை முன்னிறுத்தி வரலாறு தொட்டு, கருத்துச் செறிவுடன் இன்று வரை இருந்து வருவது சித்த மருத்துவம். உலகாயுதம், யோகம், சாங்கியம், ஆசீவகம் இவற்றின் கூறுகளை சித்த மருத்துவத் தத்துவங்களிலும் பயிற்சியிலும் வாழ்வியல் அறிவுரைகளிலும் இன்றளவும் கொண்டிருப்பது இந்தத் துறையின் தனிச்சிறப்பு.

உலகும் உடலும் மாயை;

ஆன்மா ஒன்றே நிதர்சனம்- என்ற வேதாந்த கருத்தை முழுமையாய் எதிர்த்து முதலில் அறிவன் மருத்துவமாய் தொல்காப்பியக் காலத்திலும்

**உடம்பால் அழியில் உயிரால் அழிவர்
திடம்பற மெய்ஞ்ஞானம் சேரவுமாட்டர்
உடம்பை வளர்க்கும் உபாயம் அறிந்தே
உடம்பை வளர்த்தேன் உயிர் வளர்த்தேனே**

- என்ற திருமூலரின் தாந்திரீக தரிசனத்துடனும், பிற்காலத்தில் 17-ம் நூற்றாண்டுகளில்

**கறந்த பால் முலை புகா; கடைந்த வெண்ணெய் மோர் புகா
உடைந்துபோன சங்கின் ஓசைகளும் உடல்புகா
விரிந்த பூவும் உதிர்ந்த காயும் மீண்டும் போய் மரம் புகா
இறந்தவர் பிறப்பதில்லை இல்லை யில்லை இல்லையே**

என்ற சிவவாக்கியரின் வலுவான மறுபிறப்பிற்கு எதிரான மறுப்பின் மூலம் ஆன்மாவானது சட்டையை மாற்றுவதுபோல உடம்பை மாற்றாது என்ற பொருள் முதல்வாதக் கொள்கைகளை தெளிவான உவமையுடன் உலகிற்குச் சொன்ன மரபு சித்தர் மரபு.

ஒவ்வொரு நோயும், செய்யும் பாவத்தினாலும் கர்ம வினைகளாலும் வருவன. பீடித்த அந்த நோயினால் வருந்தி வாழ்வதைத் தவிர வேறு வழியில்லை என்ற வேதாந்த மடமையை மறுத்து,

அண்டத்திலுள்ளதே பிண்டம்
பிண்டத்திலுள்ளதே அண்டம்
அண்டமும் பிண்டமும் ஒன்றே
அறிந்துதான் பார்க்கும்போதே

என்று சொல்லி இந்த நோய் கருமத்தினாலோ கன்மத்தினாலோ வருவதல்ல.

தீதும் நன்றும் பிறர்தர வாரா

என்ற கணியனின் சாங்கிய நிலைப்பாட்டைச் சொல்லி நோய்க்கு எதிரான மருத்துவத்தை விஞ்ஞானமாகப் பார்த்த முதல் வாழ்வியல், சித்தர் மரபில் வந்த சித்த மருத்துவம்.

இந்தியத் தத்துவ மரபுகளின் மாமேதை பேராசிரியர் தேவி பிரசாத் சட்டோபாத்ய அவர்களின் கூற்றுப்படி, வேதாந்திகளை எதிர்த்த பொருள் முதல்வாதக் கொள்கைகளைக் கொண்ட சாங்கிய உலகாயுத யோக மரபுகளின் நீட்சியாக பிற்காலத்தில் தென்னிந்தியாவில் இருந்த மரபு சித்தர் மரபு.

முதலில் சமணம், பவுத்தம் போன்ற கடவுளை எதிர்த்த இயக்கங்கள், கடவுளற்ற மதங்களை நிறுவியது போல, மதங்களற்ற கடவுளைச் சொல்ல முனைந்ததும் சித்தர் மரபு. சாங்கியக் கருத்துகளை உள்வாங்கி, உருவான பவுத்தம், சமணம் சொன்ன கருத்துகளை, வள்ளுவம் ஏற்றுக்கொண்டு கள்ளுண்ணாமை, புலால் உண்ணாமை என்பவற்றை நெறியாக்கிய திருக்குறள் போல திருமூலரும் சாங்கிய கருத்துகளுடன் தாந்திரீக மரபுகளுடன் சமண பவுத்த கருத்துகளையும் திருமந்திரத்தில் நிறுவியிருக்கக் கூடும் என்பதும் ஆய்வாளர்கள் கருத்து. இந்தக் கருத்துக்கள் திருமூலரால இயற்றப்படாமல் இடைக்காலத்தில் செருக்கப்பட்டவையாக இருக்கக் கூடும் என்பதும் தத்துவ ஆய்வாளர்களுடைய கருத்து.

சாங்கிய கருத்துக்களான கடவுள் மறுப்பைச் சொன்ன முதற் சித்தர்கள் (அறிவர்கள்) திருமூலர் காலத்தில் சிவனை முதல் சித்தனாக, இறைவனாக ஏற்றுக் கொள்வதும் சைவ சித்தாந்த ஆகம நெறிகளை உட்புகுத்திக் கொண்டதும் சித்தர் மரபில் ஏற்பட்ட இடைச் செருகல்களே. தொடர்ந்து

சோழர்களின் ஆட்சிக் காலத்தில் முழுமையாய் பக்தி மார்க்கத்தில் கருத்துகளெல்லாம் ஆற்று வெள்ளத்தில் அடித்துச் செல்லப்பட்டதுபோல ஒடுங்கி ஓரம்போன காலத்தில், கருவூரார் தவிர்த்து பிற சித்தர்களின் பாடல்கள் இடம்பெறக் காணவில்லை.

அச்சமயம் சித்தர்கள் முழுமையாய் சைவ சித்தாந்தத்தை தங்கள் மரபில் இணைத்துக் கொண்டிருக்கக் கூடும். இக்காலகட்ட வேத ஆகமப் பிடிகளில், தமிழகம் இருந்தபோது விளிம்புநிலை மனிதர்களின் குரலாக, மீண்டும் சித்தர்கள் குரல் தலை தூக்கியது.

சிவ வாக்கியர் முதலாக பாம்பாட்டி, பட்டிணத்தார், பத்திரிகிரியார், குதம்பைச் சித்தர், ரோமரிஷி, கொங்கணவர், அழுகுணிச் சித்தர், காசபுகண்டர், நந்தீஸ்வரர், அகப்பைச் சித்தர், இடைக்காட்டுச் சித்தர் என பிற்காலச் சித்தர்களின் மூலம், முந்தைய தாந்திரீக கருத்துக்களையும் அதன் வழிபாட்டு முறைகளையும் எதிர்த்தது சித்த மருத்துவ மரபு. 19-ம் நூற்றாண்டுகளின் இறுதியில் வெளியான (வா. சரவணமுத்துப் பிள்ளை) பதினென் சித்தர் பெரிய ஞானக்கோவை இதனை உறுதி செய்கிறது. வேதங்களை மட்டுமல்லாது, சிறு தெய்வங்களின் வழிபாட்டில் பெருவாரியாய் உட்புகுந்த பலி, பொங்கல் சடங்குகள் முதலியவற்றையும் எதிர்த்தனர் பிற்காலச் சித்தர்கள்.

சித்த மருத்துவத்தில் ஆசீவகம்

நிலம், தீ, நீர், வளி, விசும்பு ஐந்தும் கலந்த மயக்கம் உலகம் என்கிறார் தொல்காப்பியர். இந்த ஐந்து பூதங்களும் ஒன்றோடொன்று இணைந்து ஆறு சுவைகளைப் படைக்கின்றன.

பிருதிவி+அப்பு=இனிப்பு
பிருதுவி+தேயு=புளிப்பு
அப்பு+தேயு=உவர்ப்பு
வாயு+ஆகாயம்=கைப்பு
தேயு+வாய்வு=கார்ப்பு
பிருதிவி+வாயு=துவர்ப்பு

ஒரு மூலிகையின் வீரியம், குணம் அல்லது தன்மை,

பிரிவு மற்றும் செய்கை ஆகிய 5 மருந்தியல் கூறுகளே அதன் மருத்துவத் தன்மையை நிர்ணயிக்கின்றன. சுவை மேற்கூறியதுபோல பஞ்சபூதங்களைக் கொண்டுள்ளது. வீரியம், தண்மை மற்றும் வெப்பம் என்ற இரு பிரிவுகளைக் கொண்டது. புளிப்பு, உப்பு, கார்ப்பு ஆகிய மூன்று சுவைகள் வெப்ப வீரியத்தையும், இனிப்பு, துவர்ப்பு, கைப்பு ஆகிய மூன்றும் தட்ப வீரியத்தையும் (தண்மை) கொண்டிருக்கின்றன.

வெப்ப வீரியம், சீரணம், உடலியங்கு ஆற்றல், வியர்த்தல், மாசுக்களை வெளியேற்றல் போன்ற செய்கைகளுக்கு அடிப்படையாய் உள்ளது. அதே சமயத்தில் தட்ப வீரியம் உடலின் வளர்ச்சிக்கும் பாதுகாப்பிற்கும் உடல் உறுதிக்கும் காரணமாய் இருக்கிறது.

குணம்

தமிழரின் தருக்கவியல் சிந்தனையை ஒட்டி வந்த 24 வகை பண்புகளை அடிப்படையாகக் கொண்டு தமிழ் மருத்துவ மூலிகைத் தாது சீவ பொருட்கள் 20 வகைக் குணங்களைக் கொண்டதாக அறியப்பட்டது. அதேபோல் பிரிவும் சீரணத்துக்குப் பின் சுவை பிரியும் குற்றங்களாக விளக்கப்பட்டது. அதாவது, புளிப்பு, கார்ப்பு, இனிப்பு என்று மூன்று பிரிவுகளாக அனைத்து உணவுகளும் சீரணத்துக்குப் பின் பிரியும். உப்பு மற்றும் இனிப்புச் சுவை இனிப்புப் பிரிவிலும் துவர்ப்பு மற்றும் கசப்புச் சுவை கார்ப்புப் பிரிவிலும், புளிப்பு மற்றும் காரச் சுவை, புளிப்புப் பிரிவிலும் பிரியும்.

இந்த ஆறு சுவைகளும் உடலின் 3 குற்றங்களை உருவாக்குகின்றன. வளி, அழல் ஐயமாகும் எனப்படும் அவை சரிவிகித சமநிலையில் இருக்கும்போது நோயற்ற வாழ்வு சாத்தியமாகிறது.

மிகினுங் குறையினு நோய் செய்யுநூலோர்
வளிமுதலா வெண்ணிய மூன்று

என்று வள்ளுவர் சொன்னது இதைத்தான்.

வேர் பாரு தளை பாரு
மிஞ்சினக்கால் மெல்ல மெல்ல பற்ப செந்தூரம் பாரே

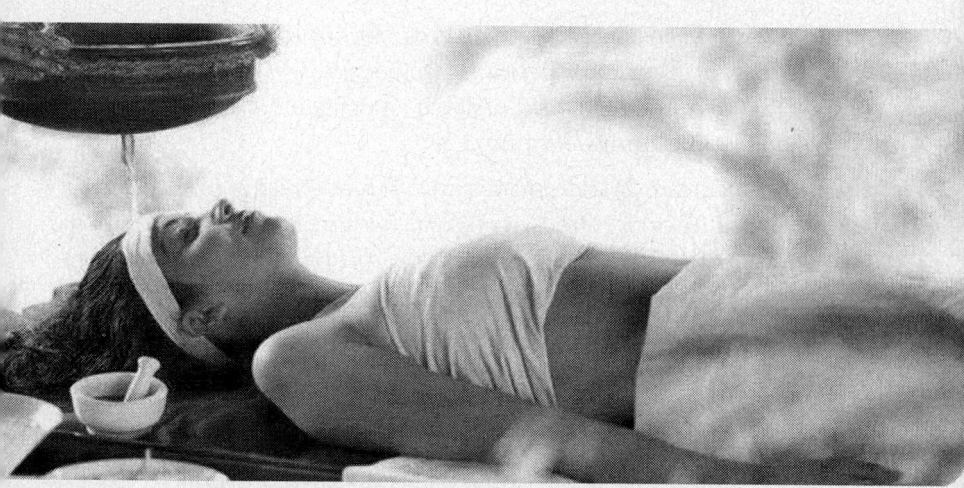

என்று சித்தர்கள் நோயினை மூலிகைகளிலும் வேர், தளை இவற்றைக் கொண்டு முதலிலும் அது சாத்தியப்படாதபோது தாது சரக்குகளினால் பற்பம், செந்தூரம், கட்டு, களங்கு போன்ற பெரும் மருந்துகளினாலும் நோய்களைத் தீர்த்தனர்.

இந்த குணபாட தாது வகை சீவக வகுப்புகளை நோய்க்கான மருந்தாக மாற்ற, அவற்றின் கூறுகளின் இயல்பை அந்தப் பொருட்களின் பஞ்சபூத இலக்கணப்படி அவற்றின் சுவையின் மூலம் புரிந்தனர் நுண்ணறிவாளர்களான சித்தர்கள். ஒரு தாவரத்தின் சுவை, குணம், வீரியம், தன்மை, மருத்துவ குணம் முதலான அத்துணை விஷயங்களையும் இந்த ஐம்பூதங்களின் அடிப்படையில் பார்த்தது சித்தர் மரபு.

இவ்வாறு ஐம்பூதச் சேர்க்கையினால் உலகைப் பார்த்ததும், பொருளின் வடிவத்தின் மூலம் 21 வகை குணங்களைப் பார்த்ததும், சாங்கிய ஆசீவக தத்துவ மரபின் மூலமாகத்தான். பேரா. க.நெடுஞ்செழியன் எழுதிய ஆசீவக நூல், சித்த மருத்துவத்தில் பொதிந்துள்ள ஆசீவகச் செய்திகளின் திறவுகோல்.

பொருட்களின் உள்ளீடாகிய இயல்புகளே அவற்றின் பண்புகளாகும். இந்தப் பண்புகள் அணுக்களின் தோற்றத் தோடு தோன்றியவை. இதனை குணம் என்றும் கூறுவர். ஒவ்வொரு பூதத்துக்கும் உரிய பண்புகளை விரிவாக ஆய்வு

செய்தது சிறப்பிகம். அண்டத்தின் தோற்றம் பற்றிய சாங்கியக் கோட்பாட்டை வைணவம் எடுத்துக் கொண்டதுபோல, தமிழ் மரபுக்கும் சாங்கியத்தில் இருந்தும் கிடைத்தவற்றை சிறப்பிகம் தழுவிக்கொண்டது.

வைணவம் இந்தப் பண்புகளை திருமாலுக்கு ஏற்றியதுபோல், சைவம் சிவன் மேல் ஏற்றிக்கொண்டது. ஆசீவகத்தில் அணுவின் பெயர்ச்சி தன்னிச்சையாக நிகழ்ந்தது என்று கூறியது. சைவம் ‘அவனின்றி ஓர் அணுவும் அசையாது’ என்று கூறியது. இதற்கான ஓர் எடுத்துக்காட்டு. முதலில் சிறப்பிகம் பண்புகளை 24 வகையென வகைப்படுத்தியது. கணி ஆதன், 17 பண்புகள் பற்றி கூறியபோது, அகத்திய தருக்க நூற்பாக்கள் 24 பண்புகளைச் சொல்கின்றன. கணியாதனுக்குப் பின்னால் 7 பண்புகள் சேர்க்கப்பட்டிருக்கக் கூடும்.

17 பண்புகள் எனக் கூறியது சிறப்பிகம். 24 பண்புகள் எனக்கூறியது தமிழ் மரபு. அகத்திய தருக்க நூற்பா, தருக்க பரிபாடை, தருக்க சங்கரகம் இந்த மூன்று நூல்களிலும் பண்புகள் 24 என்றே வகுக்கப்பட்டுள்ளன. வடிவம், சுவை, மணம், ஊறு, எண், அளவு, வேற்றுமை, புணர்ச்சி, பிரிவு, முன்மை, பின்மை, திண்மை, நெகிழ்ச்சி, சிக்கு, ஓசை, உணர்ச்சி, இன்பம், துன்பம், விருப்பம், வெறுப்பு, முயற்சி, அறம், மரம், வாதனை ஆகிய 24 தான் அகத்திய தருக்க நூற்பா குறிப்பிடும் பண்புகள்.

இந்தப் பண்புகளை அடிப்படையாகக் கொண்டு, தமிழ் மருத்துவம் அதன் குணபாடத்தில் மருந்துப் பொருளின் குணத்தை வரையறுத்தது. இவ்வாறாக பஞ்சபூதத் தத்துவம் சாங்கியத்திலிருந்தும் மருந்துச் சரக்குகளின் குணாதிசயங்கள் ஆசீவகத்திலிருந்தும் பெறப்பட்டு, பரிகரிக்கப்படும் சித்தர் மரபு, காலத்தால் தொன்மையானது என்பதற்கு இதைவிடச் சான்றுகள் வேண்டுமா?

ஓங்கும் வெள்ளைத் துகிலுடுத்தி
உண்மை நினைந்து மருந்து செயின்
பாங்குபெறவே பிணி தீரும்
பாரிற் யாரும் பண்டிதரே

என்ற பாடல் ஒரு மருத்துவன் வெள்ளைத் துணியை

அணிந்திருக்க வேண்டும் என்ற கருத்தை முன்மொழிகிறது. இதனை முன்பு மருத்துவர்களுக்கான வெண்ணிய உடையை முதலில் சொன்னவர்கள் சித்த மருத்துவர்கள் என்றுதான் பெருமை கொண்டிருந்தோம், ஆசீவகக் கருத்துகளை கொஞ்சம் உற்று நோக்கியபோது வெண்மைக்குப் பின்னாலிருந்த தத்துவ மரபு தெரியவந்தது.

ஆசீவகர்கள் தங்கள் படிநிலையை கழிவெண்பிறப்பு என்று சொல்லி படிப்படியாக ஒவ்வொரு நிலையாகத் தாண்டி கழிவெண் பிறப்பை அடைந்தவர்கள் என்று கூறிய கருத்துகளை பார்த்த பின்பு மருத்துவன் அல்லது அறிவன் வெள்ளை ஆடையை உடுத்த வேண்டும் என்கிற கருத்து ஆசீவகத்திலிருந்து பெறப்பட்டது என்பதை அறிந்தோம்.

கருமநோய் இவையெல்லாம்
கண்ணுதலளித்தருள்
கருமகாண்டக் கடன் கண்டவற்றை ஒழித்து
உயர் மருதுணின்
உடம்பரைப் போல செழித்து
நாள் பொருளும் சேர வாழ்த்துவரே

என்ற பாடல் மூலம் மருத்துவன் கரும வினைகளை வேதாந்தம் நோய்க்கு காரணம் எனச் சொல்லும் கரும வினைகளைப் போக்கி மருத்துவம் செய்விக்கும் திறம் படைத்தவன் என்ற கருத்து முதல்வாத மறுப்பு ஆசீவக மரபு சித்தர்களிடம் இருந்தது தெரியவந்தது.

மனித வாழ்வில் ஏற்படும் பல செயல்களுக்கு, தற்செயலே காரணம். அதைவிட்டு விட்டு ‘இப்பிறப்பில் நன்மை செய்தால் அடுத்த பிறப்பில் நல்லது கிடைக்கும் என்று கூறுபவர்களின் கொள்கைகள் குற்றம் நிறைந்தவை. இன்ப துன்பங்களுக்கு முன் பிறவியில் செய்த கன்மங்களே காரணம்’ என வைதீகர்கள் கூறியதற்கு ஆசீவகம் தந்த மறுப்புரையே தற்செயலாக வடிவம் கொண்டது.

‘உண்மைப் பொருளை மெய்ப்பொருளை எட்ட அறிவு ஆய்வில் ஏற்படும் ஐயங்களை முழுமையாகக் களைய வேண்டும். ஐயப்படும் செயல்தான், எல்லா முன்னேற்றங்களையும் தோற்றுவிக்கிறது. அல்லது

முன்னேற்றத்திற்கு முதல்படியாக அமைகிறது.' என்ற கருதுகோள் சாங்கியத்தில் இருந்து துவங்கி, பின்னாளில் அம்பேத்கர் வரை இடம்பெற்றது ஆசீவகத்தின் ஊழியல் தற்செயலில் இயல்பு எனும் கருத்துகளை ஒட்டியது.

சித்த மருத்துவமான தமிழ் மருத்துவமும் இன்பம், துன்பம் இரண்டையும் ஒன்றாகப் பார்க்கவும் இரண்டனுக்குள்ளும் நலவாழ்வு பெற விளையும் ஒருவன் அடைபட்டு விடாமல் வாழ வலியுறுத்தியதே...

திண்ண மிரண்டுள்ளே சிக்க வடக்காமல்
பெண்ணின்பாலொன்றைப் பெருக்காமல்-உண்ணுங்கால்
நீர்சுருக்கி மோர் பெருக்கி நெய்யுருக்கி யுண்பவர்தம்
பேருரைக்கில்போமே பிணி

இந்தப் பாடல் வெளிப்படையாக நீரைச் சூடு செய்தும், தயிரைப் பெருக்கி மோராக்கவும் நெய்யை உருக்கி திரவமாகப் பயன்படுத்துவதை மருத்துவ குணமாகச் சொன்னாலும் சூசகமாக இன்பம் துன்பம் இரண்டிற்குள்ளும் சிக்காமல் இரண்டையும் தற்செயலியலாக நோக்கி குண்டலியை, உடலின் ஆறு ஆதாரங்கள் வழியாக மேல்நோக்கி எழுப்பி உடல் முற்றும் பரப்பி, அமுதக் கலசத்தின் நீரை (PINEAL GLAND SECRETION) ஆக்கினையின் வழியாகப் பருகும் உத்தியே நோயில்லா பெருவாழ்விற்கான வழி எனச் சொன்னது ஆசீவக தாந்திரிய, ஓக மரபின் நீட்சியான சித்தர் மரபே.

தமிழ் மருத்துவத்தில், பிற்காலச் சித்தர்களும் முற்பட்ட சோழர் காலங்களில் சைவ சித்தாந்தத்தின் முழுமையான தாக்கம் இருந்தபோது, ஊழி, கன்மம், கருமக் கோட்பாடு குறித்த செய்திகள் பல செருகப்பட்டிருக்கக் கூடும். அகத்தியர் கன்மாண்டம், தன்வந்திரி வைத்தியம், யூகி வைத்திய சிந்தாமணி போன்ற நூற்களில் நோய்க்கான காரணங்கள் பற்றி கூறுமிடத்து, புறக்காரணங்கள் தவிர்த்து அகக் காரணங்களாக பஞ்சபூத மாற்றங்களும் உடல் தாதுக்களில் ஏற்படும் சீர்குலைவும், அதைத் தொடர்ந்து உயிர்த் தாதுவில் ஏற்படும் சரிவிகித சம நிலையில் நிகழும் சீர்குலைவும் நோயென குறிப்பிட்ட அதே சமயத்தில் கன்ம வினைகள் குறித்தும் நல்வினை தீவினைகளின் தாக்கம் குறித்தும்

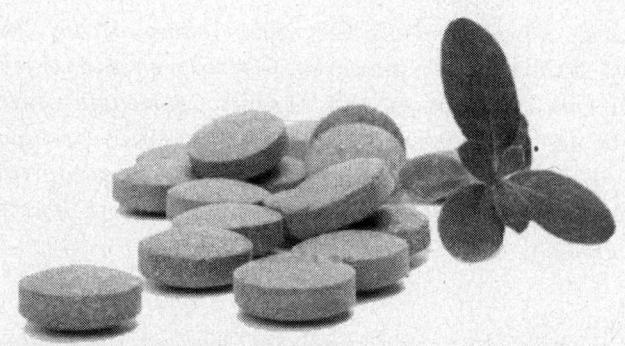

சித்தர்கள் கூறியிருப்பது முந்தைய சாங்கிய ஆசீவகக் கருத்துகளில் இருந்து விலகியிருப்பதுபோல தோன்றுகிறது. இந்த விலக்கம் பக்தி மார்க்கத்தின் ஆதிக்க காலத்தில் நிகழ்ந்தவையே.

எப்படி ஆயுர்வேதம், தமிழ் தொன்மையான மரபான தொல்காப்பிய ஆசீவக கருத்துகளை முதலில் உள்வாங்கி பிற்காலத்தில் வேதாந்த கருத்துகளை உட்செருகிக் கொண்டு ஆன்மீக மருத்துவமாய் அடையாளம் எடுத்துக்கொண்டதோ, அதுபோல சித்த மருத்துவமும் இடைக்காலத்தில் சோழர் காலத்தில் சைவ சித்தாந்த கருத்துகளை தன்னுள் கொண்டு சிவனை கடவுளாகவும் முதற் சித்தனாகவும் கொண்டிருக்கக் கூடும். சித்த மருத்துவம், சோதிடம், பஞ்சபட்சி, சரநூல் சாஸ்திரம், வகாரவித்தை இவற்றையும் கற்றுத் தேர்ந்து கூர், தூது, கோள், கிரகம் பார்த்து வைத்தியம் செய்ய வேண்டும் என மருத்துவத்துடன் ஏனைய கன்ம கோட்பாட்டுப் பிரிவுகள் உள்வந்ததும் இந்த இடைக்காலத்தில் நிகழ்த்தியிருக்கலாம்.

நவீனகால சித்த மருத்துவ வளர்ச்சி

சித்த மருந்துகளின் பயனறிந்த மேற்கத்தியம், அதனை நவீனப்படுத்தும் முயற்சியில் அதன் தத்துவார்தப் பின்னணியை முழுமையாய் புறந்தள்ளி, அந்தப் பொருட்களின் கூறுகளை மட்டும் செறிவூட்ட முனைகின்றது. பொதுமைப்படுத்தி, சந்தைப்படுத்துவதன் மூலம் வணிக லாபம் ஈட்டவும், காப்புரிமை கொள்ளவும், சித்த மருத்துவ மருந்துப் பொருட்களின் 24 வகை குணம் சிதைக்கப்படுகிறது. அதனால் தாவரத்தின் Synergy உடைக்கப்பட்டு மூலிகைகள் தாவரவியல்

கூறுகளின் (Phytochemicals) தொகுப்பாகவும், தாவர வேதிப் பொருட்களின் இயற்கையான தொழிற்சாலைகளாகவும் மட்டும் பார்க்கப்படுவது, சாங்கியத்தில் ஆகமமும் கன்மமும் தமிழன் மருத்துவத்தில் சோழர் காலத்தில் நுழைந்தது போல, தற்போதைய வணிக யுகத்தில் சந்தை கலாசாரமாக அறிவியல் துணையுடன் நுழைய முற்படும் காட்சியாகவே புலப்படுகிறது.

முடிவு

சித்த மருத்துவம், மனிதன் உலகை பொருள் முதல்வாதமாய் புரிந்துகொண்ட உலகாய்ந்த காலம், ஆசீவக காலம் முதலே இருந்ததற்கான சான்று தொல்காப்பியத்தில் அறிவனாக தமிழ் மருத்துவத்திற்கு கிடைக்கும் அறிமுகத்தில் இருந்து தெரிகிறது.

96 தத்துவங்களாய் பேசியபோதும், பஞ்ச பூத பஞ்சீகரணமாய் உலகின் தோற்றத்தை விளக்க முற்பட்டபோதும், சித்த மருத்துவ மருந்துப் பொருளின் குணத்தை, சுவையை 24 பண்புகளின் ஊடாய் விளக்க முற்பட்டபோதும், ஆசீவக சாங்கிய தருக்கங்கள் இந்த மருத்துவ புரிதல், நிரவி இருந்ததை அறிய முடிகிறது.

இடைக்கால பக்தி மார்க்கத்திலும் சைவ சித்தாந்த பிணைப்புகளிலும் இந்த மருத்துவத்தின் புரிதலில் ஆகம, வேத, சடங்கு கூறுகள் இணைந்ததும், ஊழ்வினை கன்ம வினையாக கருதப்பட்டதும் கருத்தாக்கம் செய்யப்பட்டதும் நிகழ்ந்தது. இன்றளவும் அந்தக் கருத்து பயனில் உள்ளது.

பிற்கால சித்தர்களான சிவவாக்கியர் முதலான சித்தர்களின் கோபமான, வேத எதிர்ப்பு, சடங்கு எதிர்ப்பு பாடல்கள் வங்காள பவுல் பாடல் போல், எளிய வட்டார மொழியில் அமைந்திருந்தது. விளிம்பு நிலை மனிதனின் குரலாக, ஒடுக்கப்பட்ட குடியானவனின் குரலாக அவை ஓங்கி ஒலித்ததை பார்க்கையில், முன்பிருந்த ஆசீவக சாங்கியக் கருத்துக்கள் மீண்டும் மீட்டெடுக்கப்பட்டு, கருமக் கோட்பாட்டுக்கும், கன்மவினைக்கும் சித்தர்களிடம் வந்தது என்பது உறுதியாகிறது.

12

தமிழகத்தில் தடுமாறும் மருத்துவ நிலைப்பாடுகள்

'சித்தமருத்துவர் நவீன மருத்துவம் பரிந்துரைக்கலாம்',- தமிழக உயர் நீதிமன்ற சமீபத்திய தீர்ப்பும், அதை செயல்படுத்தி தமிழக அரசு வெளியிட்டுள்ள ஆணையும் பெரும் சர்ச்சைக்கு உள்ளாகியுள்ளது. பெருவாரியான சித்த மருத்துவரிடையே வரவேற்பையும் நவீன மருத்துவரிடையே கசப்பான உணர்வையும் பெற்றிருக்கிறது இந்த அரசாணை. இது குறித்த விவாதமோ, ஆங்காங்கே பெரிதாய் எழத் தொடங்கியுள்ளது. வர இருக்கும் ஐஎம்ஏ தேர்தலில் இந்த ஆணையை அரசு திரும்ப பெற வைக்க முழக்கங்கள் குறுந்தகவல்கள் வழியாக தமிழகமெங்கும் பரவலாகி வருகின்றன. என்ன நடந்து கொண்டிருக்கிறது இங்கே? இதை முழுமையாக புரிந்து கொள்ள சில முன்னூட்டங்களும் சில வரலாறும் அவசியம் அறிந்து கொள்ளப்பட வேண்டும்.

சித்த மருத்துவப் பட்டப்படிப்பு மத்திய இந்தியமுறை மருத்துவ கவுன்சில் வழிகாட்டுதலில், மருத்துவப் பல்கலைக் கழக பாட திட்டத்தின் படி ஐந்தரை ஆண்டுகால பட்டப்படிப்பின் மூலம் பெறப்படுகிறது. மருத்துவ பட்டபடிப்பிற்கான அத்தனை அடிப்படை மருத்துவ இலக்கணங்களும், சித்த மருத்துவ மருந்தியல், மருத்துவமனை மூலமாய்க் கற்பித்தல் அனைத்தும் முறையாக அரசு

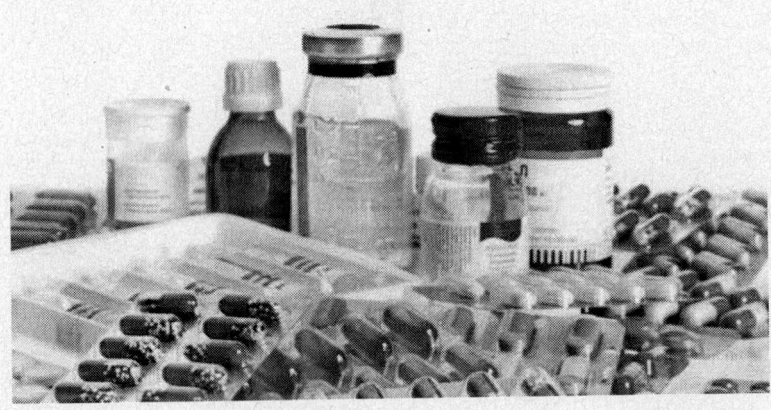

அங்கீகாரம் பெற்ற அரசு/தனியார் சித்த மருத்துவக் கல்லூரிகளில் கற்பிக்கப்பட்டு, முழுமையான படிப்பும் பயிற்சியும் பெற்றே ஒவ்வொரு சித்த மருத்துவ பட்டதாரியும் வெளிவருகிறார். படித்து முடிக்கும் ஒவ்வொரு சித்தமருத்துவ பட்டதாரியும் தமிழக சித்த மருத்துவ மன்றத்தில் பதிவும் செய்து கொள்கிறார். அம்மன்ற வழிகாட்டுதலின்படி முழுநேர சித்த மருத்துவப் பயிற்சியும் மேற்கொள்கிறார். ஏறத்தாழ 1000 சித்த மருத்துவர்கள்- அரசு மருத்துவமனை, கல்லூரிகள், மத்திய அரசு ஆய்வு நிறுவனங்கள், தேசிய சித்த மருத்துவ நிறுவனம் என பணியாற்றி வருகின்றனர். ஏறத்தாழ 2000 மருத்துவர்கள் தமிழகமெங்கும் ஆங்காங்கே தனிப்பயிற்சி செய்து வருகின்றனர்.

அவர்களில் கிராமப் புறங்களில் பணியாற்றும் சித்த மருத்துவர்கள் பெரும்பாலோனோர், அவ்விதம் கிராமப்புறங்களில் பணியாற்றும் சித்த மருத்துவரது நெடுநாளைய கோரிக்கை, "நாங்கள் நவீன மருத்துவம் செய்ய அனுமதி வேண்டும்!," என்பது. அதற்கு அவர்கள் முன்வைக்கும் முக்கிய காரணம், சில நேரங்களில் தவிர்க்க முடியாத சூழலில் சில அவசர சிகிச்சைகட்கு நவீன மருந்துகள் அவசியமாகின்றன. போக்குவரத்து வசதி கூட சரிவர இல்லாத, முதல் நிலை சிகிச்சை கூட கிடைக்காத சூழலில் உள்ள கிராமங்களில் நாங்கள் பணிசெய்யும் போது இரண்டாம் நிலைக்கு பரிந்துரைத்து செல்லும் வரையில் உடனடி சிகிச்சைக்கு நவீன மருந்துகளை

விகடன் பிரசுரம் | 77

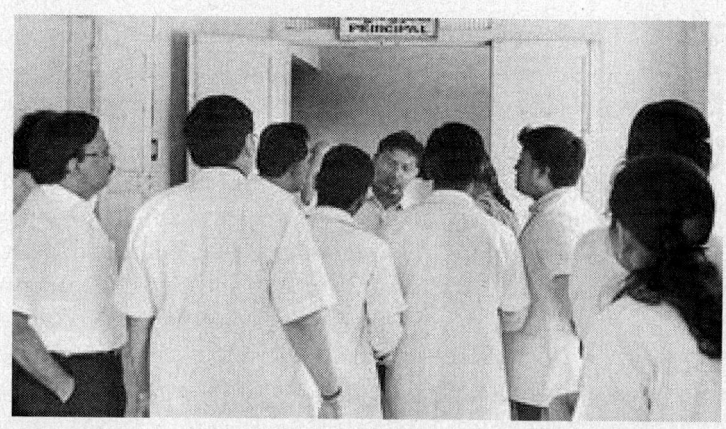

நாங்கள் கையாளுவதில் என்ன தவறு?" என்ற அவர்களது வாதத்தை ஏற்று, தற்போது நீதிமன்றமும் அரசும் அனுமதி அளித்துள்ளது.

"சித்த மருத்துவம் படித்த இவர்கள் எப்படி நவீன மருத்துவம் பரிந்துரைக்கலாம்?, அதனால் ஆபத்து விளையாதா?" என கோபமுடன் கொதித்தெழுந்துள்ள நவீன மருத்துவர்கள், 'சித்த மருத்துவர்கள் அரசு அங்கீகாரம் பெற்ற போலிகள்', என்று ஒரு பிரபல நாளிதழில் பேசியதும், கூடுதலாய் ஆத்திரத்தில், "சித்த மருத்துவர் எதற்கு ஸ்டெதஸ்கோப் பயன்படுத்துகிறார்கள்/ எதற்கு ஸ்பிக்மோமோனோமீட்டர் (பி.பி. பார்க்கும் மெஷின்) வைத்திருக்கின்றனர்?," என ஏதோ அவை எல்லாம் நவீன மருத்துவர் கண்டுபிடித்து, நவீன மருத்துவர் மட்டுமே சொந்தம் கொண்டாடுபவை என சித்தரித்ததும் பெரும் வேதனை. அவை அடிப்படை அறிவியலாளர்கள் கண்டறிந்தவை. நவீன மருத்துவம் அதை பயன்படுத்துகிறது. இன்னும் எத்தனையோ அறிவியல் துறைகள் அவற்றை பயன்படுத்துகின்றன.

இன்னும் கூடுதலாய் சில நவீன மருத்துவர்கள், சித்த மருத்துவம் பயிலும் மாணவர்க்கு எதற்கு அனாடமி, பிசியாலஜி (உடல்கூறு/உடல் இயங்கியல்)? அதையெல்லாம் பாட திட்டத்திலிருந்து நீக்குங்கள் என கோரிக்கை வைக்கத் துவங்கியுள்ளனர். போலி மருத்துவரை பிடிக்க முனைந்த

காவல்துறையினரிடம் சித்த மருத்துவரின் பட்டியலையும் கொடுத்து, காவல் துறையினர், “நீங்கள் ஏன் ஸ்டெத் வைத்திருக்கிறீர்கள்?,” என விசாரணையைத் துவங்கிய அவலமும் கூட நடந்தேறியது.

1985களில், தமிழக அரசு ஒவ்வொரு ஆரம்ப சுகாதார நிலையத்திலும் ஒரு சித்த மருத்துவர் பணியாற்ற ஆணை தந்தது. அதன் நோக்கு பாரம்பரிய அனுபவமான சித்த மருத்துவம் அதை அறிவியலாய்க் கற்ற சித்த மருத்துவ பட்டதாரிகளும் நவீன மருத்துவரும் இணைந்து விரைவாக, பூரணமாக தமிழகத்தின் கிராமப்புற ஏழை எளிய மக்களைக் நலம் காக்க வேண்டித்தான். ஆனால் இன்றுவரை பெரு வாரியான முதன்மை மருத்துவ நல நிலையங்களில், அந்த ஒருங்கிணைப்பு பணியிலோ பழக்கத்திலோ இல்லவே இல்லை. ‘எனக்கு தெரியாது.. வேண்டுமென்றால் போய்க் கொள்ளுங்கள்’- என்ற விமரிசனத்துடன்தான் நவீன மருத்துவர், “சித்தமருத்துவம் பார்க்கட்டுமா?”- என கேட்கும் நோயரிடம் பரிந்துரைக்கிறார். பரிதாபமான நோயாளியோ ஒண்ணும் புரியாமல், “அலோபதி..வெங்கடாசலபதி.. எல்லாம் பார்த்தாச்சு.. சித்தாவும் பார்க்கலாமா?,” என்ற அங்கலாய்ப்பு நிலைப்பாட்டில் தான் அதே கட்டடத்தில் ஒரு மூலையில் உள்ள சித்த நிலையத்திற்கு நுழைகிறார். இன்றுவரை தமிழகத்தின் இந்த நிலைப்பாடிருக்க இதே நிலையில் சீனத்தில் ஒரு காட்சியைப் பார்ப்போம்.

“நாஞ்சிங்”- சீனாவில் ஷாங்காய்க்கு அருகில் உள்ள சீன மாகாணம். அதில் ஒரு சீன மருத்துவமனை. அதிரத்தக் கொதிப்புடன் உள்நுழைந்த ஒரு நோயாளிக்கு நுழைந்தவுடன் கூட்டாக மருத்துவர்களின் பரிசோதனைக்குப் பின், அவசரத்திற்கு நவீன மருந்துகள் கொடுக்கப்பட, ஒரு சில மணித்துளிக்குப் பின், இந்த ரத்தக் கொதிப்பு வராது இருக்க, படிப்படியாக குறைய பாரம்பரிய சீன மருத்துவம் கொடுக்க, இன்னொரு சீன மருத்துவர் வந்து, மன அழுத்தம் குறைக்க டாய்-சீ நடனம் சொல்லித்தர முடிவில் வெளிவரும் அந்த சீன நோயாளி முகத்தில் தன் நோய் குறித்த கவலை முழுமையாய்த் தீர்ந்த புன்னகை. எதற்கெடுத்தாலும் சீனத்தை உதாரணம் காட்டும் நம்மவருக்கு இந்த மருத்துவ வழிமுறை ஏன் இன்னும் பிடிபடவில்லை. அங்கு ஒவ்வொரு சீன மருத்துவரும் நவீன மருத்துவம் தன் பட்டப்படிப்பிலேயே

படிக்கின்றார். ஒவ்வொரு நவீன மருத்துவரும் சீனமருத்துவம் கற்றாக வேண்டியதும் கட்டாயம்.

சித்த மருத்துவம் என்பது தமிழரின் பாரம்பரிய அறிவியல். பல்லாயிரம் ஆண்டு அனுபவக் கோர்வை. தமிழ் மற்றும் தமிழர் தொன்மை குறித்த ஆதிச்சநல்லூர் தரவு போல, முகஞ்சதாரா ஆவணம் போல இன்னும் அதிகம் பிரிக்கப்படாத அறிவியல். பெரும்பாலான நவீன மருத்துவர்கள் பன்னாட்டு மருந்துக் கம்பெனியின் விற்பனையாளர் கூறும் கூற்றை நம்பும் அளவிற்கு, நம் நாட்டு அனுபவ அறிவை, தம் நுண்மாண் நுழைபுலத்தால் அறிந்து கொள்ள ஆய்ந்து கொள்ள அங்கீகரிக்க மறுப்பது வேதனை.

லூக் மாண்டேங்கர். இன்று உலகை அச்சுறுத்தும் எச்.ஐ.வி. கிருமியை முதலில் கண்டறிந்த, மருத்துவத்திற்கான நோபல் பரிசு பெற்ற மருத்துவ விஞ்ஞானி. கடந்த ஆண்டில் கேமரூன் நாட்டின் தலைநகரான யுந்தேவில் நடைபெற்ற ஒரு மாபெரும் பாரம்பரிய மருத்துவர் மாநாட்டில், அவர் வலியுறுத்திச் சொன்ன விஷயம் இது. “எச்.ஐ.வி.வைரஸை நேரடியாகக் கொல்லும் மருந்தை எடுக்க முடியுமா தெரியவில்லை. ஆனால், உடல் நோய் எதிர்ப்பாற்றலை உயர்த்தி அந்த கிருமிகளைச் செயலிழக்க வைக்க முடியும் என்றே தோன்றுகிறது. அதற்கான அணுகுமுறை பாரம்பரிய மருத்துவ முறைகளுக்கு உள்ளது. கூட்டு முயற்சியாய் உழைத்தால் பெரும்பாலோரைக் காக்க முடியும்”.இந்த அறிஞரின் கூற்று மிக உண்மையானது. அதற்கான தேவை அதிகரித்திரிக்கும் காலம் இது.

இந்நேரத்தில் சித்த மருத்துவர்கள் ஒன்றை கவனிக்க வேண்டும். செம்மொழித் தமிழின் அதிகம் அவிழ்க்கப்படாத, அவிழ்தம் பொதிந்த அறிவியல், சித்த மருத்துவம். அதன் பட்டதாரிகள், தான் பெற்ற பட்டம் மட்டும் தனக்கு முழு அங்கீகாரம் கொடுத்து விட்டதாக எண்ணி, மறு நாள் காலையில் அனைத்துச் சுற்றமும் தன்னை தேடி சித்த மருத்துவம் தரச்சொல்லி வாயிலில் நிற்பர் என கருதுவதும் மடமை. ‘உடல், மனம், உணவு, சமூகம்’- என தன்னை பாதிக்கும் அத்தனை விஷயங்களுக்கும் தீர்வு சொல்ல எதிர்நோக்கி சித்த மருத்துவனை தேடுகிறது இந்த சமூகம். அதற்கான பக்குவமும், படிப்பும், பட்டறிவும் மெல்ல மெல்ல

தன் பயிற்சியில் தேடியே ஒரு சித்த மருத்துவனாய் அங்கீகாரம் பெற இயலும். "அதுவரை எல்லாம் காத்திருக்க இயலாது. அதற்கான வலிக்கோ வியர்வைக்கோ தயாராக இல்லை. "நம் பற்பங்கள் நானோ துகள்களாக நோய் இலக்கை அடைவன; ஸ்டெம் செல்லை தூண்டி மாற்றம் தருபவை என விளக்கம் தர எனக்கு நேரம் இல்லை. அரசும் வாய்ப்புத் தரவில்லை. மொத்தத்தில், நான் சித்த மருத்துவனாய் அடையாளாம் காட்ட எனக்கு நேரமில்லை அல்லது விரும்பவில்லை. நவீன மருத்துவம் விற்றுப் பிழைக்கிறேன்" என்பதும் பெரும் அவலம்.

வரலாற்றைப் பார்த்து சித்த மருத்துவர்கள் ஒன்று புரிந்து கொள்ள வேண்டும். இன்றல்ல. பல ஆயிரம் ஆண்டுகளாய் ஒடுக்கப்பட்ட மருத்துவம் சித்த மருத்துவம். இது மருத்துவம் மட்டுமல்ல. சமூகத்தின் அடித்தட்டு மக்களுக்காகவே இருந்துவரும் ஓர் சேவை. அதன் வீச்சு செல்ல வேண்டிய தூரம் இன்னும் எவ்வளவோ. அன்று ஆசிவகமும் சாங்கியமும் பேசிய போது, வேதங்களுடன் மோதியது சித்த மருத்துவம். சமணம் பேசிய போது பக்தி மார்க்கத்தில் வேறு போராட்டம். நாட்டு மருத்துவமாய் இருந்தபோது ஆங்கிலேயத்துடன் போராட்டம். இன்றோ பன்னாட்டு மருந்துச் சந்தையுடன் இறுதிப் போராட்டம்.

இந்த இறுதிப் போராட்டத்தில் காப்பாற்றப்பட வேண்டியது மருத்துவர்கள் அல்ல. நம் நாட்டு சாமானிய மனிதர்கள். அதற்கு, இந்த வேறுபாடுகள் முற்றிலும் களையப்பட வேண்டும். சமூக அக்கறையுள்ள இரு துறை மருத்துவருக்குமான இணக்கம் காலத்தின் கட்டாயம். நம் நாட்டைப் பீடித்திருக்கும் பன்னாட்டு மருந்துச் சந்தை கலாச்சாரத்தின் பிடியிலிருந்து விலக்க இரு துறை மருத்துவரும் நம் எளியவர் வறியவர் நலம் காக்க இணைந்து செயலாற்ற வேண்டும். பன்றிக் காய்ச்சலுக்கான தடுப்பூசியைச் சொல்லும் அதே நேரத்தில், ஷ்கிமிக் அமிலம் நிறைந்த தக்கோலத்தை தேநீராக்கிச் சாப்பிடச் சொல்லவும் தயங்கக் கூடாது. ஏனென்றால், மருத்துவரிடையே உள்ள 'நானே கடவுள்!' என்ற இந்த போட்டி தெரியாமல், நலம் தேடி அப்பாவியாய்க் காத்து நிற்கின்றனர் எட்டு கோடி தமிழக பக்தகோடிகள்.

13

மதங்களை மறுத்தது யோகா

ஒட்டு மொத்தமான புரிதல் இல்லாமைதான், நாட்டின் வாழ்விற்கும் நலவாழ்விற்கும் இன்றைக்கு மிகப்பெரிய சவாலாக உள்ளது. "நாளையைப் பற்றிய சிந்தனை அவசியமற்றது. இன்றை இழக்க வைப்பது" எனும் வணிகக் கண்ணிச்சித்தாந்தம் வேகமாக வேரூன்றி வரும் காலம் இது. கட்டாயத்தினாலோ, அல்லது வேறுவழியின்றியோ அல்லது போகிறபோக்கில் கலந்துகொள்ளும் மனோபாவத்திலோ இக்கண்ணிச் சித்தாந்தத்தில் கணிசமாய்ச் சிக்கிக் கொண்டுள்ளோர் நம்மில் பெருவாரியானோர். நம் பழம்மரபும் பாரம்பரியமும் இந்த வாழ்வியலை எக்கால கட்டத்திலும் எந்தவடிவிலும் கற்றுத்தந்ததில்லை. பல்லுயிர் ஓம்பலும் சரி, நோய்முதல் நாடி நோயைத் தணிக்க எத்தனித்ததும் சரி, முழுமையாய் ஒட்டுமொத்த புரிதலின் விளைவினால்தான். பாரம்பரியத்தை "அடிப்படை வாதம் மடமையின் இன்னொரு வடிவம்" எனப்பேசித்திரிவோருக்கு, நம் பாரம்பரியம்தான் நெடுநாளாய் உலகில் நிலவிவந்த மடமையை, அடிப்படை வாதத்தை தகர்த்த முதல் அறிவியல் யோகா என்பது நிச்சயம் தெரியாது.

"எல்லா நோய்களுக்கும் துன்பங்களுக்கும் உனது கன்மமும், பிறப்பும், பிசாசும், சாபங்களும்தான் காரணம்" என உலகின்

பெருவாரிய கூட்டங்கள் வெகுகாலம் சொல்லிக் கொண்டு ஆதிக்கம் செய்துகொண்டிருந்த போது, "உன் உடல் நலத்துக்கு, உன் உடலில் நடைபெறும் உணவால், செயலால், எண்ணத்தால், சூழலால் நீ ஏற்படுத்தும் மாற்றங்கள்தான் காரணம்; பிறப்போ/பிசாசோ காரணமில்லை" என உரக்கச் சொன்ன கூட்டம்தான் இன்றைக்கு ஓகத்தை (யோகாவை) படைத்த நம் மூத்த குடியினர். "அண்டத்தில் உள்ளதே பிண்டம்; பிண்டத்தில் உள்ளதே அண்டம்; அண்டமும் பிண்டமும் ஒன்றே அறிந்துதான் பார்க்கும் போதே" என பிரபஞ்சத்தை நம் உடலுடன் நுட்பமாய் பொறுத்திப் பார்த்த முதல் அறிவியல் அவர்களது. சிக்மன் பிராய்டுக்கு சில ஆயிரம் ஆண்டுகளுக்கு முன்னரே, நரம்பு-உளவியல் அறிவியலையும், உடல்-மன ஒருங்கிணைப்பின் படிமானத்தை உற்றுனோக்கியவர்கள் அவர்கள்.

இன்றைக்கு உலகின் ஒவ்வொரு மூலையிலும் ஏற்றுக் கொள்ளப்பட்ட விஞ்ஞானம் யோகா. சில வளர்ந்த நாடுகளில் யோகா பயிற்சி செய்யாது பிரசவிக்கப்போகும் மகளிருக்கு இன்ஷூரன்சு வசதி கிடையாது என்கிற அளவுக்கு யோகாவின் வீச்சு மிக அதிகம். யோகா, ஆசனம், பிராணாயாமம், மூளையின் ஆழ்மன ஓட்ட வேகத்தினை எப்படி அமைதிப்படுத்தி (ஆல்ஃபா நிலை என்கின் றார்கள்) மூளையின் செயல் திறனை இன்னும் மேம்படுத்துகின்றது என பல நவீனஆய்வுகளை நடத்தி உலகே ஏற்கும் தரவுகளை கொணர்ந்திருக்கின்றார்கள். மொஸார்ட் இசைப்பதும், வாட்சன் கிர்ரிக் *DNA* -யின் *Double helix* வடிவத்தைக் கண்டறிந்ததும், ஐன்ஸ் டினின் *theory of relativity* தத்துவமும், ராமனுஜரின் எண்கணித சூத்திரங்களும் இந்த ஆல்ஃபா நிலையில்தான் கண்டறியப்பட்டது என பல யோகா ஆசிரியர்கள் கூறுவர். தியானம் மற்றும் பிராணாயாமத்தின் மூலம் ஒருவரால் இந்த ஆல்ஃபா அமைதி நிலையை அடைய முடியும் என்று இன்றைய நவீன அறிவியல் தரவுகளால் நிருபிக்கின்றனர், இன்றைய நவீன யோகிகள். யோக நித்திரையின் நவீன வடிவமான *IRT/QRT/DRT- Instant/Quick/Deep Relaxation techniques* எப்படி தூக்கமின்மையை *(RAPID EYE MOVEMENT (REM) SLEEP)* இயல்பாய் களைந்து நல்லுடலுக்கு தேவையான இரவில் மட்டுமே சுரக்கும் மெலடோனினை சுரக்க வைக்கின்றது என்றும் இந்திய

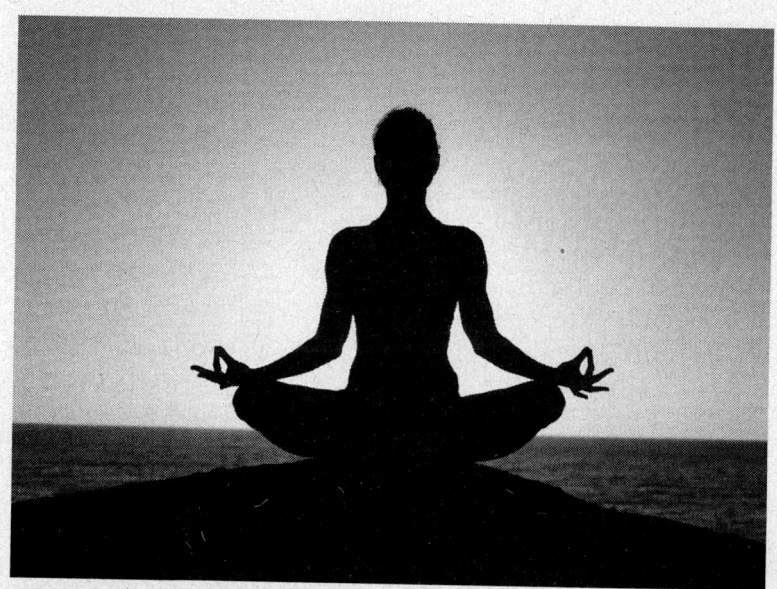

மருத்துவ அறிவியல் ஆராய்ச்சிக் கழக வழிகாட்டுதலில் நவீன யோகிகள் ஆய்ந்திருக்கின்றார்கள். இன்னும், இன்றைய துரித வாழ்வின் மிக முக்கிய நலச்சவாலான சர்க்கரை நோய்க்கு அர்த்த மகராசனமும் தனுராசனமும் எப்படி HbA1C- கட்டுக்குள் வைக்கின்றது?, இரத்தக் கொதிப்பிற்கு சீதளி பிராணாயாமமும் விருட்ச/கருடாசனங்களும் எப்படி பயனளிக்கின்றது?, மாரடைப்பை வரவைழைக்கும் இதய நாளத்தின் கொழுப்படைப்பு மூச்சுப்பயிற்சியினால் எப்படி சீராகின்றது?, நாட்பட்ட நுரையீரல் நோய்க்கும் ஆஸ்துமாவிற்கும் பிராணாயாமம் எப்படி நுரையீரலின் Forced vital capacity-ஐ எந்த அளவு அதிகரின்றது மற்றும் புற்று நோய்க்கு தியானமும் யோகாசனங்களும் பிராணாயாமமும் NATURAL KILLER CELLS -இனை எப்படி கூடுதலாய் உண்டாக்குகின்றது, எந்த மட்டில் பணிபுரிகின்றன என நவீன அறிவியலின் தரவுகளுடன் மிகத்துல்லியமாய் நிறுவப்பட்டு விட்டது.

உடலை மனதோடு ஒருமித்துப் பார்த்த அந்த பண்டைய யோக மரபுக்கு மேலே பாராவில் சொன்ன நவீன வார்த்தைகளும் இயங்கியலும் தெரியாது. ஆனால் விளைவு

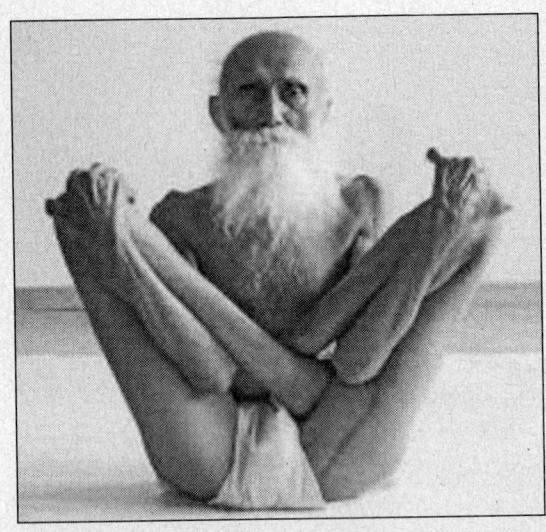

தெரியும். இயற்கையை வழிபட்ட, இயற்கையின் கூறுகளோடு தன்னைப் பொறுத்திப் பார்த்து நலவாழ்வைப் புரிந்துகொள்ள முற்பட்ட நம் மூத்தகுடியின் புரிதல்தான் யோகா. ஒரே நாளில் கட்டமைக்கப்பட்டதாகவோ அல்லது ஒரே முனிவரின் கனவில் உதித்ததாகவும் இருக்க முடியாது. இயற்கையின் அசைவுகளை தன் நுண்ணறிவால் பார்த்து, தன்னைத் திருத்தி மேம்படுத்திக் கொள்ள நினைத்த நம் நிலத்து மூத்த இனக்குழுக்கள், இயற்கையின் பிரம்மாண்டங்களையும் தன்னில் மூத்த தாவர உயிரினங்களை உற்றுப்பார்த்து, பயந்து, பிரமித்து, வணங்கி, பின் அதனை ஆய்ந்து பெற்ற அறிவுப்படிநிலைதான் யோகா. மத அடையாளங்களில் ஒன்றோ அல்லது இன்னொருவகையான சடங்கோ கிடையாது. ஆனால் இன்றைக்கு இந்தியாவிலும் ஏன் உலகெங்குமே யோகா அதிகமாய் மத அடையாளத்துடன்தான் பார்க்கப்படுகின்றது. இன்றைய யோகாவின் படி நிலைகள் பெரும்பாலும் நவீன யோகக் குருமார்களால் மிக நேர்த்தியாய் வடிவமைக்கப்பட்டு, இறை நிலைக்குள் இணைத்துக்கொள்ளும் வழியாகவே மட்டுமே கற்பிக்கப்படுவதுதான் இதற்குக் காரணம். சமீபத்திய யோகாவின் புது பரிமாணங்கள், மூலயோகாவின் அடிப்படை அம்சங்களான இயற்கையை முழுமையாய்ப் புரிந்தும், பிரபஞ்சத்தோடு இந்த மனித உடலை தொடர்புபடுத்தி வாழ்வை நலமாய் நகர்த்துவதற்கும், மனதை விட்டுவிடுதலையாகி இருப்பதற்கும் தேவையான "முழுமையான" கற்பித்தலை விட்டு விலகி, வெளிநாட்டுக்கான விசா வாங்க மெடிக்கல் இன்ஷூரன்ஸ்

எடுப்பது போல குறைந்தபட்ச ஆரோக்கியமான உடலுடன் பரம்பொருளுடன் ஐக்கியமாகும் சிறப்புவழியாக மட்டுமே சொல்லப்படுகின்றது. ஏற்கனவே அதீத மன அழுத்தத்துடனும், சமூகப் பிணக்குகளுடனும் சிக்கி சிதைந்திருப்போருக்கு இப்பாதை தெளிவுறு பாதையைத் தெரிவிக்காமல், பயத்திலோ பரவசத்திலோ இன்னொரு போர்வைக்குள் பொதிந்து கொள்ளும் ஊடகமாகவும் ஆக்கப்பட்டு வருகின்றது. அதன் நீட்சியாய், மறுபடி எதை யோகம் எதிர்த்ததோ, அதே சடங்குகளுக்குள்ளும் சாங்கியத்துக்குள்ளும் அடையாளங்களுக்குள்ளும் சொருகிக்கொள்ளும் நிலை உருவாகின்றது. பின்னாளைய தத்துவ நிறுவனங்களுக்குள் சிக்காத மூலயோகாவில் இந்தப் பார்வையும் அடையாளமும் கிடையாது. மூலயோகா இறைமறுப்பு/வேதமறுப்புக் கொள்கையாகவும், நம் பழம்மரபின் தாந்திரீக தத்துவத்திலிருந்தும்தான் உருவெடுத்ததாக தேவிப்ரசாத் சட்டோபாத்தியா போன்ற தத்துவ அறிஞர்கள் தம் நூலில் எழுதியிருகின்றார்கள்.

நாட்பட்ட வாழ்வியல் நோய்க்கூட்டத்தின் பிடியில் நசுங்கிக் கொண்டிருக்கும் துரிதவாழ்வின் பயணிகளான நமக்கு யோகா எனும் பண்டையபுரிதல் மிகப்பெரிய பயனளிக்கும் மருத்துவக் கூறு. அதைத்தாண்டி, அந்த புரிதலில் பொதிந்திருக்கும் பிறகூறுகள் இன்னும் விசாலமானது. தன்னை உணரும் உடலையும், விட்டுவிடுதலையாகும் மனதையும் தருவது. தொடர்ந்து அதனை மதக்குறியீட்டுக்குள் சொருகுவது என்பது இன்னொரு வணிகக்கண்ணி சித்தாந்தமாய் மட்டுமே மாறுவதற்கும், அதன் தனித்துவமான ஒருமித்த முழுமையான ஒட்டுமொத்த பார்வையில் இருந்து விலக்குவதாயும் அமைந்துவிடக் கூடும்.

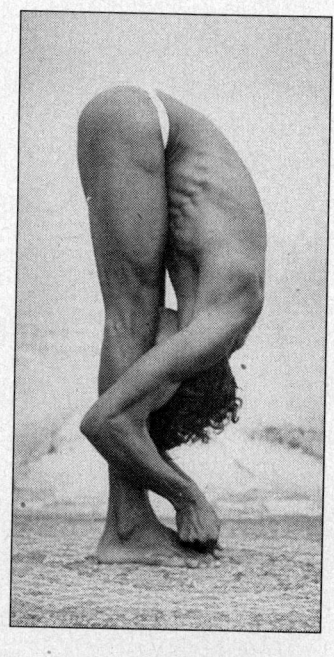

14

நம்மாழ்வார்

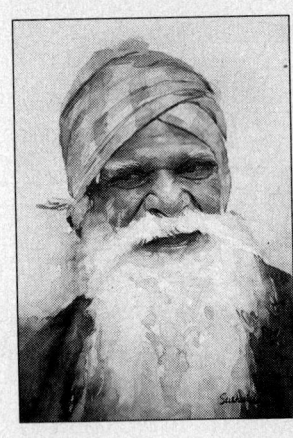

மாற்றத்தை விரும்பினால் அந்த மாற்றத்தை உன்னிடமிருந்து துவங்கு, என்ற காந்திய வார்த்தைகளின் உதாரண மனிதர் நம்மாழ்வார். "நாம் ஏன் இயற்கை விவசாயம் செய்யக் கூடாது? நாம் ஏன் நச்சற்ற, ரசாயன கலவையில்லாத உணவைத் தேடி உண்ணக் கூடாது? எதற்கப்பா இந்த மரபணுபயிர்கள்?", என்று சந்தர்ப்பவாதத் தரகு அரசியலிலும், சக மனிதனை நேசிக்க மறுத்த சாதீய பிணக்குகளிலும் நசுக்கப்படும் விவசாயியையும், துரித வாழ்வில் தொலைந்து போய்க்கொண்டிருந்த ஏராளமான சாமானியனையும் சிந்திக்க வைத்தவர் திருக்காட்டுப்பள்ளியில் பிறந்த அம்மாமனிதர்.

பட்டம் முலம் தனக்கு சமூகத்தில் அங்கீகாரம் தந்து விட்டதாலேயே, அந்த ஏட்டுப்படிப்பில் கண்மூடித்தனமான நம்பிக்கையையும், அது உருவாக்கிய அளவுகோலைக் கொண்டே, ஒட்டுமொத்த வாழ்வியலை அளக்கும்

மதயானைக் கூட்டம் நம் ஊரில் அதிகம். அண்ணாமலைப் பல்கலைக்கழகத்தில் தனக்கு போதிக்கப்ப்பட்ட பட்டப் படிப்பினால் கிடைத்த அரசுப் பணி, விளிம்பு நிலை மக்களுக்கு துளியும் பயன்தராத ஆய்வில் ஈடுபடுகிறது என்பதை உணர்ந்த மட்டில், வெளியேறி வேளாண் வாழ்வியலை களத்தில் படிக்க களம் இறங்கியவர் நம்மாழ்வார்.

"உழவே தலை" என *5000-6000* ஆண்டுகளாய் வாழ்ந்த சமூகம், "உழவா..அய்யகோ" என தலைகுனிய ஆரம்பித்தது, ஒரு *50-60* வருடமாய்த்தான் அதிகம் இருக்கும். "இங்கு ஒரு மாபெரும் உழவுக் கலாச்சாரம் இருந்தது; மாபெரும் வேளாண் அறிவியல் அதில் கலந்திருந்தது. சிற்றெரும்புக்கும், சிட்டுக்குருவிக்கும் சேர்த்துச் சமைக்கும் பல்லுயிர் பேணும் அறம் இருந்தது. கற்பிக்க பெரிதாய் இங்கு ஒன்றுமில்லை. கற்றுக் கொள்ள ஏராளமிருக்கிறது," என சொன்னவர்கள் சங்கப்புலவன் மட்டுமல்ல. இந்தியாவை ஆளவந்த வெள்ளையன் இன்னும் கூடுதலாய் மண்ணைச் சுரண்ட திட்டமிட இங்கிலாந்திலிருந்து அனுப்பி வைத்த மாபெரும் வெள்ளைக்கார வேளாண் வேதியியல் விஞ்ஞானி ஜான் அகஸ்டஸ் வோல்கரும் கூட. "அப்படியாயிருந்த வேளாண் அறம், திட்டமிடப்பட்ட வணிக சுரண்டலுக்காக தேயிலை, புகையிலை, தைலமரம், உடை மரம், ஒட்டு வீரிய ரகம் என மொத்தமாய் தன் உருவிழக்கத் துவங்கியது நம்மை ஆண்ட வெள்ளையனின் சிதைப்பால். இரண்டாம் உலகப் போருக்குப் பின் பல பன்னாட்டுக் கம்பெனிகளில், விற்காத வெடிகுண்டுகளின் மூலப்பொருளான அம்மோனியா முதலான ரசாயன கலவைகளை விற்றுப் பணமாக்க "அதே இரசாயனம் மூலம் உற்பத்தியைப் பெருக்கலாம்" என்ற கருத்தாக்கத்தை வேளாண் உலகில் உலகெங்கும் விதைத்த காலம் தொட்டு இந்தியாவின் வேளாண்மை கடன்காரத் தொழிலாயிற்று," என்பதை தமிழகத்தில் முதலில் உணர்த்தியவர் நம்மாழ்வார்.

அரசுப்பணியை விட்டு விட்டு களக்காட்டில் அரசு சாரா நிறுவனம் ஒன்றில் சிலகாலம் பணியாற்றிய போதே இடுபொருள் முதலீட்டில் அவன் கடன்படுவதை புரிந்து கொண்டார். அதே சமயம், அவர் படித்த ஜப்பானிய மசானா ஃபுகாகோ வின் *one straw revolution* நூல், எதை நாம் இழக்கிறோம்? எங்கு நாம் சிக்குண்டிருக்கிறோம்?

இயற்கையை விட்டு நம் வேளாண் எப்படி விலகுகிறது? பகுத்தறிவு நம் நுண்ணறிவை எப்படி சிதைக்கிறது என்பதையும் இன்னும் ஆழமாக புரிந்து கொண்டார்.

பின் களக்காட்டில் இருந்து நகர்ந்து தன் வாழ்வை, மேட்டூர் அணையால் இடம் பெயர்ந்து அங்கட்டி பகுதியில் வறுமையில் உழன்று கொண்டிருந்த விவசாயிகளுடன் வாழ்ந்த போது, அவரை ஒரு விடுகதை உசுப்பியது என அடிக்கடி அவர் பேச்சில் சொல்வதுண்டு. "பழமாகி காயாவது எது? காயாகி பூவாவது எது?" என்பதுதான் அவர் சொல்லும் அந்த விடுகதை. பழமாகி காயாவது..எலுமிச்சை என்பதுதான். அதன் விடை. எப்படி பழம் காயானது? அதில் அதிகமாய்ப் போட்ட உப்பால். அப்படியானால் உப்புதான் மக்கவிடாமல் தடுக்கிறது என்பது அவர் மனதில் அடிக்கடி ஓடத் துவங்க, இந்த இரசாயன உப்பை ஏராளமாய் மண்ணில் கொட்ட எப்படி களையும் மக்கி உரமாகும்? இயல்பாய் உருவாக வேண்டிய மக்கிய உரத்தை இந்த உர உப்பு எப்படி தடுக்கிறது? விவசாயியை இடுபொருள் செலவால் கடன்பட வைக்கின்றது? என்பதை மசானா ஃபுகாகோ சொன்ன தன் நுண்ணறிவால் புரிந்த நம்மாழ்வார், அன்றிருந்து "இப்படி உரமிடுவது மண்ணை எப்படி பாழாக்கிறது? அதிக நீர் தேவையை உண்டாக்கி மறைநீரை (virtual water) அதிகரித்து விவசாயத்தை எப்படிச் சிக்கலில் கொண்டு விடுகின்றது" என விளக்க ஆரம்பித்தார்.

எப்பொருள் யார் யார் வாய்க் கேட்பினும் அப்பொருளில் மெய்ப்பொருள் தேடியவர் நம்மாழ்வார். ஸ்டாக்ஹோம் நகரில் நடந்த கருத்தரங்கிலும் பயிற்சி பட்டறையிலும் பயின்ற நம்மாழ்வார், அங்கு வந்த வெள்ளைகார ஆசிரியை "பெஸ்டிசைடுக்கு, தமிழில் என்ன?" என கேட்க, "பூச்சிமருந்து" என நம்மாழ்வார் சொல்ல, "*herbicide* ன்னா களைக் கொல்லி, *suicide*ன்னா தன்னைத்தானே கொல்வது, ஆனால் *pesticide*-ஐ மட்டும் பூச்சிக்கொல்லின்னு சொல்லாமல் பூச்சி மருந்து என்கிறீர்களே?" என அவர் கேட்டாராம். அன்றுமுதல், எப்படி நம் ஏழை விவசாயியை ஒரு கொலைகார வஸ்துவை, மருந்து என்ற பெயரில் சந்தை விற்றிருக்கின்றது என்பதை தெளிவுபடுத்தி "அது பூச்சிக்கொல்லி விஷமடா. மருந்து

அல்ல" என விவசாயிகளிடம் தெளிவுபடுத்த துவங்கினார் நம்மாழ்வார்.

LOW EXTERNAL INPUT SUSTAINABLE AGRICULTURE-அமைப்பில் தன்னை ஈடுபடுத்திக் கொண்டு பல காலம் கிராமம் கிராமமாக தன் நுண்ணறிவில் பெற்றதையும், உலக அரங்கில் மசானாவிடமும், ரேச்சல் கார்சனிடமும் நூலறிவில் பெற்றதையும், விளிம்பு நிலையில் இருந்த படிப்பறிவில்லாத விவசாயியும் புரியும் வண்ணம் எளிய மொழியில் பேசி விளக்கியது நம்மாழவாரின் தனித்துவமான வெற்றி எனலாம். பெல்ஜியத்து நாட்டு பெர்னார்டைத் தான் அவர் தன்னுடைய இயற்கை விவசாயத்தின் குருவாக பலமுறை சொல்வார். பெர்னார்ட் இன்றும் ஆரோவில்லில் வாழும் இயற்கை வேளாண் வித்தகர். தனக்கு கொடுக்கப்பட்ட தரிசும், நீர் குறைவுமான கல் நிறைந்த நிலத்தை, செலவு இல்லாமல், இயற்கையை முதலீடாக வைத்தே சோலையாக மாற்றிக் காட்டிய வித்தகர். பயிர் சுழற்சியையும், பல்லுயிர் பாதுகாப்பையும், தனிப்பயிராயில்லாமல், கூட்டுப் பயிராய், அன்று சொன்ன அணி நிழல்காடாய் தன் நிலப்பரப்பை அமைப்பதில்தான் வேளாண் அறிவியல் இருக்கிறது என்பதை அவரிடம் அறிந்து கொண்ட நம்மாழ்வார் தன் ஆசான் பெர்னார்டை ஒவ்வொரு பேச்சிலும் நினைவு கூற மறப்பதில்லை.

மரபணு மாற்றிய பயிர்களை அரசு இந்தியாவில் வேகமாய்ப் புகுத்த முனைந்தபோது, தமிழகத்தில் ஏராளமாய் விவசாயிகளை கைகோர்க்கச் செய்து களம் இறக்கிய பசுமைப் போராளி நம்மாழ்வார். இன்னும் முழுமையாய் ஆய்வுசெய்யப்படாமல், அறிவியல் தரவு களைப் பாரபட்சமில்லாது நிறுவாமல், வணிகத்தில் கோலோச்ச நம் இந்திய மக்களைப் பலிகடாவாக்கும் மரபணுத் தொழில் நுட்பத்தை கடுமையாக அறிவியல் பூர்வமாக்க கடுமையாய்ச் சாடியவர் அவர். இங்கிலாந்தின் செரிலினியின் சான்றுகளை, இந்த நிலத்து மாயாண்டிக்கும் புரியும் விதம் கிராமம் கிராமமாக எடுத்துச்சொன்னது, அவர் நிகழ்த்திய சத்தியாகிரகம். பூவுலகின் நண்பர்கள் முதலான தமிழகத்தின் பல்வேறு அமைப்புகளை ஒருங்கிணைத்து, பாதுகாப்பான உணவுக் கூட்டமைப்பை உருவாக்கி, மரபணு மாற்றிய பயிர்களுக்கான போராட்டத்தை நடத்தியதிலும்,

கடைசியில், முன்னாள் மத்திய சுற்றுச்சூழல் அமைச்சர் ஜெய்ராம் ரமேஷ் பி.டி.கத்தரிக்கு காலவரையற்ற தடை கொடுக்கவும் ஒரு முக்கிய காரணமாயிருந்தவர் நம்மாழ்வார்.

வட இந்தியாவில் வந்தனா சிவா, கவிதா குருகந்தி, தேவேந்தர் சர்மா முதலான பசுமைப் போராளிகள் குரல் கொடுக்கும் போதெல்லாம், தமிழகத்தின் குரலாக ஒலித்த நம்மாழ்வார், வேளாண் மீட்பும் சூழல் பாதுகாப்பும் வெறும் சத்துணவு தேடலிலும், குருவி காகத்தின் குரல் சிலாகிப்பிலும் மட்டுமானதல்ல. தன் சகமனிதனின் விடுதலையிலும்தான் சாத்தியம் என்பதை அடிக்கடி அறிவுறுத்தியவர் அவர் என்பதை, கீழ்வெண்மணி சாதீய படுகொலையையும், அதற்கு ஆதிக்க சக்திகள் பெற்ற நீதிமன்ற விடுதலை வரி களையும் வருத்தமுடன் அவர் விவசாயக் கூட்டங்களில் விமரிசிப்பதில் இருந்து புரிந்து கொள்ளலாம். இந்திய விவசாயத்தின் பெருமையைப் பதிவு செய்த அதே வோல்கர் வருந்திச் சொன்ன இங்குள்ள சாதீய பிணக்கு குறித்தும் பேசியவர் நம்மாழ்வார்.

காட் ஒப்பந்தத்திற்குப் பின் பன்னாட்டு குப்பை உணவுகளின் பிடியில் தமிழனின் அடுப்பங்கறை நிரம்பி வழிவதை கடுமையாகச் சாடும் அவர், இத்தாலியில் நடந்த *SLOW FOOD MOVEMENT*-ன் சிறப்பு அழைப்பாளராகச் சென்றுவந்து, உணவும் கனியும் எந்த அளவுக்கு அருகாமையில் கிடைக்கின்றதோ அங்குதான் இறையாண்மை நிலைக்கும் என்ற சித்தாந்தத்தை வலியுறுத்தியவர். காந்தியின் பொரு ளாதார ஆலோசகர் ஜேசி குமரப்பாவின் "டிராக்டர் நல்லாத்தான் உழும்; ஆனால் சாணி போடாதே," என்ற வரிகளின் ஆழத்தை உணர்ந்தவர் அவர். அதன் மூலம், "அடி மண்ணுக்கு நுனி மனிதனுக்கு இடை மாட்டுக்கு" என்று ஒருங்கிணைந்த இயற்கை வழி தன்னிறை வேளாண்மையை உணர்த்திய சான்றோன் அவர். அவர் பேச்சோட்டத்தில் ஒலிக்கும் ஒரு வார்த்தை "சரிதானே," என்பது. சரியான பாதையினைக் காட்டியிருக்கும் அவர் வாழ்வில் பயணிப்பதும் "சரிதானே".

'காட்டு யாணம்' நெல்லை வழங்கி, 'நீங்க ஏன் பழம் பாரம்பரிய நெல் வகைகளை மீட்டெடுக்கும் பணிகளை தொடர்ந்து செய்யக் கூடாது?" என கிரியேட் "நெல்" ஜெயராமனிடம், அவர் ஒரு நாள் பூம்புகார் கூட்டத்தில்

விதைத்த விதை இன்று அதே "நெல்" ஜெயராமன் 158 பாரம்பரிய ரகங்களை மீட்டெடுத்ததோடு பாதுகாத்து, பயிரிட்டும் கொடுக்கும் நிலைக்கு உயர்த்தியிருக்கிறது. நம்மாழ்வாரால் உருவாக்கப்பட்டவர்கள், உத்வேகப்பட்டவர்கள், உணர்வு பெற்றவர்கள் ஏராளம். எங்கள் பூவுலகின் நண்பர்கள் அமைப்பை தொடர்ந்து மரபணு மாற்றிய பயிர்களுக்கு எதிரான களத்தில் நிறுத்தியது, சிறுதானிய உணவை குப்பை உணவுக்கு எதிராக மீட்டெடுக்க வைத்து, உலகின் பல்வேறு மொழியில் உள்ள செய்தியை தமிழில் மொழியாக்கம் செய்து பரப்ப துணை நின்றது நம்மாழ்வாரும் அவர்தம் கருத்தாக்கமும்தான்.

நம்மாழ்வாரின் இறுதிச்சடங்கில் மண்ணை நேசிக்கும் விவசாயிகளின் கண்ணீர் மட்டும் நிறைந்திருக்கவில்லை. ஏராளமான இளைஞர் கூட்டம் தன் ஆசானை இழந்த அழுகுரலுடன் நிரம்பி இருந்தது. எதையாவது செய்யணும் இந்த மண்ணை நேசித்து, சூழலை காக்கும் இயக்கத்தில் என் பங்கை நான் எப்படி செய்ய வேண்டும் என அங்கு சூளுரைத்தது. அய்யா அவர்கள், தன் இறுதி ஆண்டுகளில் "இரசாயனம் இல்லா விவசாயம், மருந்தில்லாத மருத்துவம், சுவரில்லாத கல்வி" என்ற விசாலமான பார்வையில் மாற்றுலகத்தை நிர்ணயிக்க முனைப்பெடுத்திருந்தார்கள். நம்மாழ்வார் எனும் அந்த பசுமைப் போராளி கால ஓட்டத்தில் தான் படித்துப் பெற்ற கல்வியிலும், அறிவில் ஆய்ந்து பெற்ற கல்வியிலும், பாதையில் தேடிப் பெற்ற கல்வியிலும் தன்னைத்தானே செதுக்கிக் கொண்ட சிற்பி. கருப்பினப் போராளி மண்டேலா, கருப்பின சூழல் போராளி வங்காரி மாத்தாய் போன்று, கருப்புலகத்தின் இன்னொரு வேளாண் போராளி நம்மாழ்வார் என்பதில் மாற்றுக் கருத்தில்லை

15

தமிழின் அடையாளம் தமிழினத்தின் அணிகலன்
பேரா.செ.நெ.தெய்வநாயகம்

இவ்வுலகம் தாளாளன், வேளாளன், கோளாளன் இம்மூன்று நபரின் பேச்சைக் கேட்டு நடந்தால்தான் செழித்தோங்கும் என நாலடியார் நூல் அறிவுறுத்தும். கடன்படாது வாழும் தாளாளன், பிறருக்கு தன் இறுதி மூச்சு வரை சேவை செய்யும் வேளாளன், கல்வி கேள்விகளில் கற்றுத் தேர்ந்த கோளாளன் எனும் அறிஞன் என்பவர்கள்தாம் அந்த மூவர். நானறிந்து, அந்த மூவராய் தன் மூச்சுள்ள மட்டும் வாழ்ந்தவர், என் ஆசிரியர் மறைந்த பேரா. செ. நெ. தெய்வநாயகம் அவர்கள். 1990ம் ஆண்டில், நான் படித்த எங்களது சித்த மருத்துவ நூலுக்காக ஆஸ்துமா நோய் குறித்து ஒரு கட்டுரை கோரி நான் எழுதிய கடிதம்தான் எனக்கும் அவருக்குமான முதல் அறிமுகம். எவ்வித அறிமுகமுமின்றி, கேட்ட மாத்திரத்தில் அவரனுப்பித்தந்த முழுக்க முழுக்க அழகுத் தமிழில் வடிவமைக்கப்பட்ட அந்த நவீன மருத்துவக் கட்டுரை என்னையும் எங்கள் நண்பர் குழாமையும் ஒட்டு மொத்தமாய் புரட்டிப் போட்டது என்றால் அது மிகையாகாது. தன் சக பயணிக்குப் புரியும் மொழியில் சொல்லப்படாத எந்த தொழில் நுட்பமும் எம்மட்டும் மக்களுக்கு பயனளிக்காது மொழி தான் மூச்சு என்பது எங்களுக்கு அவர் அன்று தட்டச்சு செய்து அனுப்பிய கட்டுரை பயிற்றுவித்த கூடுதல் அறிவு.

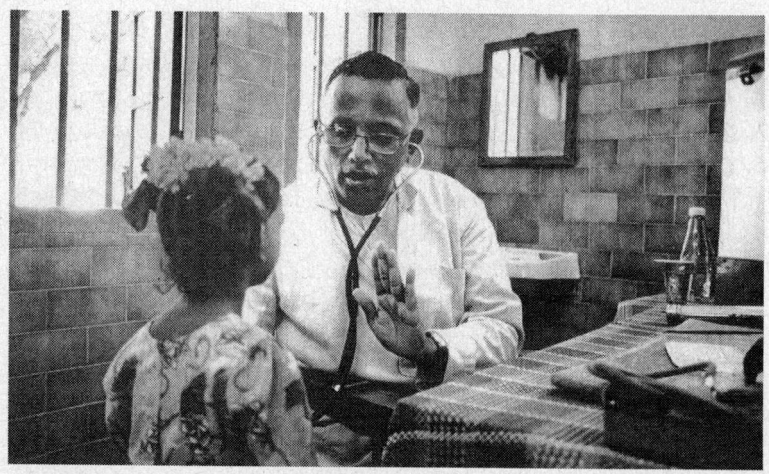

பட்டப்படிப்பு படித்து முடித்ததும், இவர் தான் எனக்கு, என் முனைவர் படிப்பிற்கு சக- நெறியாளராய் இருந்து வழிகாட்ட வேண்டும் என்று ஆவலுடன் அவரை நேரில் சந்தித்து விண்ணப்பிக்கையில், அவர் கேட்ட ஒரே கேள்வி, "முழுமையாய் ஆய்வில் ஈடுபடுத்திக் கொள்வாயா?" என்பது மட்டும்தான். 'யார், எவர், பிறதுறையினரே' என ஏதும் வினவாமல், எனக்கு அவர் ஆசிரியனாய் வழிகாட்டத் துவங்கியது இயற்கையளித்த வரமும், என் பெற்றோரும் செய்த தவமும் என்ற சொற்களைத் தவிர வேறேதுமில்லை. உயர உயர செல்லும் நேர்கோட்டு சிந்தனை முனைப்பு (*vertical thinking*) எப்போதும் வேண்டாம். பக்கவாட்டு (*horizontal*) சிந்தனைதான் அவசியம் என்பதை முதலில் எனக்கு உணர்த்தியவர் பேராசிரியர் அவர்கள். "உன்னை இந்த இடத்தில் உட்காரவைத்த உன் சமூகத்திற்கு இருக்குமட்டும் எந்த பாரபட்சமுமில்லாத மருத்துவப்பணி செய்வது மட்டுமே உன் தலை-கடமையாக இருக்கவேண்டும்", என்று அவர் கைபிடித்து கற்றுத்தந்தது என் பட்டப்படிப்பில் பெறாத ஒன்று.

நேரிய பார்வையுடன், ஆழ்ந்து நோயரின் உரையாடலை உள்வாங்கி, அவர்தம் வலி வேதனையை துல்லியமாய் வினவி அறிந்து, தொட்டுச் சோதித்து பெருவாரியாகக் கணித்துவிட முடியும் என நோய்க் கணிப்பின் உச்சத்தை காட்டித்தந்தவர் அவர். தொழில் நுட்பச் சோதனைகளை பின்னுக்குத் தள்ளி உற்று நுண்ணறிவால் அறிவதை முன் நிறுத்தி,

மருத்துவம் வணிகப்பிடிக்குள் வசப்பட்டுவிடக் கூடாது என்ற அவர்தம் அக்கறை எங்களுக்குள் விதைத்த மருத்துவ மாபெரும்நெறி. தமிழ் மருத்துவமாம் சித்த மருத்துவமும், நவீன மருத்துவமும் எப்படி ஒருங்கிணைந்து பணியாற்ற வேண்டும்?, அது எப்படி விளிம்பு நிலையில் இருக்கும் நம் சக சாமானியனின் துயர் துடைக்கும்? என இந்த உலகுக்கு முதலில் சொல்லித்த தந்த முதல் தத்துவஞானி நம் பேராசிரியர் ஐயா அவர்கள். "இந்திய நலவாழ்வு நல்லறம்" இப்புரிதலைக் கொண்டு அவரால் துவக்கப்பட்ட மாபெரும் முனைப்பு. கிட்டத்தட்ட 15 ஆண்டுகளுக்குப் பின்னர், இன்றைக்குத்தான் ஒட்டுமொத்த இந்தியாவும், இப்படி மருத்துவத் துறைகள் காய்ப்பு உவப்பின்றி ஒருங்கிணைவது மட்டுமே மருத்துவ சவால்களை எதிர்கொள்ள இயலும் என திட்டக் குழுவில் பேசத் துவங்கியுள்ளனர்.

தேய்வு நோயாளிகளை ஓரமாய் நிறுத்தி, அருகில் அண்டவிடாது, பணி நிமித்தமாய் கட்டாயத்துக்காக அச்சத்துடன் அணுகிய மருத்துவ உலகின் பயத்தையுடைத்து, தோள் சேர்த்து, வாஞ்சையுடன் செய்த அவர்தம் வைத்தியம் காத்த உயிர்கள்தாம் எத்தனை ஆயிரங்கள் தாண்டும்? காச நோய் சிகிச்சைத் திட்டத்தில், 'நோயரை மையப்படுத்திய PATIENT CENTRIC மருத்துவ வழிகாட்டுதலும் சேவையும்தான் இந்நாட்டுக்குத் தேவை வணிகத்தைப் புறவாசலில் நுழையவிடும் நவீனநெறி மையம் SYSTEM CENTRIC அவசியமில்லை' என பல எதிர்ப்புகளுக்கிடையில் பலமாக நிலை நிறுத்தியவர் பேராசிரியர். அவர் எச்சரிக்கைகளை சில நேரங்களில் காது கொடுத்து கேட்காத அரசு பின்னாளில் அத்திட்டங்கள் பெரிதாய் பலன் தரவில்லை என உலக அரங்கில் தலைகுனிவுடன் ஒத்துக் கொண்டதை படிக்கையில், நம் ஆசிரியனின் ஆழ்ந்த அறிவும், மெய்யுணர்வும் வியக்க வைத்தது.

நேர்மையும் திறமையும் ஒரு நாணயத்தின் இரு பக்கமாய் நம்மிடையே இருக்க வேண்டும் என்பதை தன் தாரக மாந்திரமாக வைத்திருந்தவர் பேராசான். அறமற்ற செயலுக்காக யாருக்கும் வளைந்து கொடுக்காத நேர்மையும், நேற்றைய அறிவியலின் நுணுக்கத்தையும் ஆய்ந்து அறிந்து கொள்ளும் அவர் முனைப்பும் இத்தமிழ்ச்சமூகத்தின் பெரும் கொடை. இருபது நாட்கள்

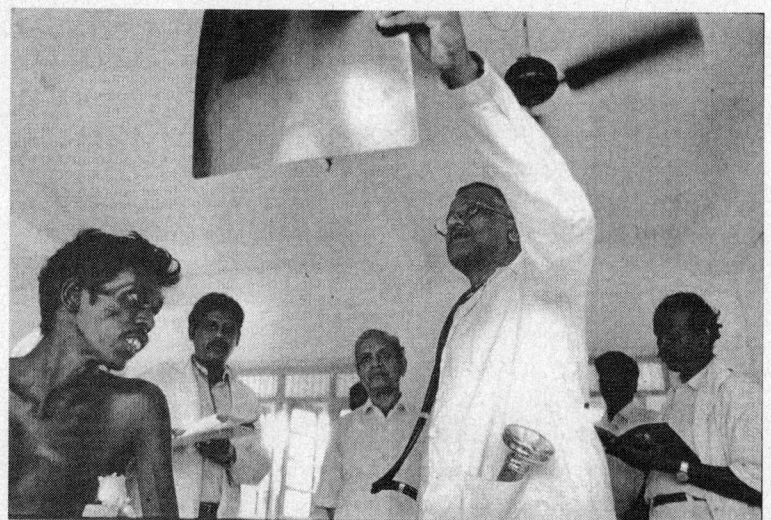

நோய்க்கணிப்பின்றி திணறி மரணத்தின் விளிம்பிலிருந்த என் அன்னையினை பார்த்த மாத்திரத்தில் அவர்தம் கணுக்கால் நாடிதுடிப்பு குறைவு ஒன்றை மட்டும் கணித்து, அவர் பரிந்துரைச்சீட்டில் *MESSENTRIC ARTERY STENOSIS* என எழுதியதும் அன்றிரவே அது *MRI ANGIOGRAM*-இல் ஊர்ஜிதப்படுத்தப்பட்டு, அவராலேயே உடனடி அறுவை சிகிச்சைக்கு அனுப்பப்பட்டது இன்றும் இராமச்சந்திரா கல்லூரி உயர் மருத்துவர்களெல்லாராலும் மிக மிக வியந்து பாராட்டும் அவர்தம் மாபெரும் நுண்ணறிவாற்றலால். அந்த ஆசிரியனின் அருகாமையில் இருந்து பயில, பணிசெய்ய கிடைத்த வாய்ப்பை விட இப்பிறப்பில் பெரிதாய் ஏதும் பயன் கிட்டிடப் போவதில்லை.

நோயரின் நாடி பிடித்து வலி அறிபவன் மட்டுமல்ல வைத்தியன். சமூகத்தின் நாடி அறிந்து அதன் பிணியையும் போக்குபவனே மருத்துவன் என தன் சொல்லால், செயலால், வாழ்ந்தவர் பேராசிரியர். மரபணு மாற்றப்பட்ட பயிர்கள் பன்னாட்டு நிறுவனங்களால் இந்தியாவிற்குள் நுழைய முயலுகையில், “அவை உடல் நலத்தையும், விளை நிலத்தையும், சுற்றுச்சூழலையும் கடுமையாய்ச் சிதைக்கும்” என பாதுகாப்பான உணவுக் கூட்டமைப்பில் தன்னை இணைத்து, தெருவெங்கும் முழங்கி தன் எதிர்ப்பைப் பதிவு செய்தவர், பேராசிரியர்.

சித்த மருத்துவத்தின் மகத்துவத்தை நவீன தமிழுலகில் மீட்டெடுத்து ஒட்டுமொத்த தமிழனையும் உயர்த்திப் பார்க்க வைத்தது நிலவேம்பு எனும் சித்த மூலிகை. 2006 டிசம்பரில் ஒட்டுமொத்த தமிழகமும் சிக்கன் குனியா வலியில் சுழன்று வதைந்திருந்தபோது, அப்போதைய மக்கள் நலவாழ்வுத்துறை அமைச்சர் அவர்களிடம் போய், "எங்கள் தமிழ் மருத்துவமாம் சித்த மருத்துவ நிலவேம்புக் குடிநீரை தமிழகமெங்கும் போர்க்கால அடிப்படையில் பயன்படுத்துங்கள்'' என பல்வேறு நவீன ஆய்வுத்தரவுகளுடன் உரக்கச் சொன்னவர் பேரா. செ.நெ.தெய்வநாயகம் அவர்கள். இன்று பட்டி தொட்டியெல்லாம் சுரத்திற்கான முதல் மருந்தாய் நிலவேம்பு திகழ, நம் பேராசானின் முனைப்புதான் முதல் வித்து என்பதை வரலாறு சொல்லும்.

பதினெண் சித்தர்கள் வெறும் சித்த வைத்தியம் செய்த பணியாளர் மட்டுமல்லர். சமூக அக்கறையுடன், வாழ்வின் விளிம்பு நிலையில் உள்ள சாமனியனுக்கும் மருத்துவச் சேவையுடன், சமூக விடுதலையும் தந்த போராளிகள் அவர்கள். மத, சாதீய பிற்போக்குச் சிந்தனைகளை பெயர்த்து எறிந்த அந்த பேராசான்களுக்குப் பின்னர், அவ்வழிவந்த பேரா. செ.நெ.தெய்வநாயகம் ஐயா அவர்கள் பத்தொன்பதாவது சித்தர் என்று இனி தமிழுலகம் கொண்டாடும்.

இன்னும் அவர்தம் நிழலில் நான் வியந்தவை ஏராளம். தன் மனைவி, குடும்பத்தார் தன்னை மருத்துவம் சார்ந்து சந்திக்க வரும் போது கூட, அதற்கென எவ்வித முன்னுரிமையும் தராது கூட்டத்தில் ஒருவராக, எவ்வித பரிந்துரையுமின்றி, காத்திருந்த காட்சி, உயர் நீதிமன்ற தலைமை நீதிபதியாயிருந்தாலும் வரிசையில் வாருங்கள் ஐயா என சொல்லிய குரல், சீழொழுக நின்றிருந்த சிறான் ஒருவனை தன் வாகனத்தில் ஏற்றிக் கொண்டு பறந்து சென்று மருத்துவமனையில் சேர்த்த வேகம், எம்மக்களுக்கு ஆற்றும் அறப்பணியைத் தடுக்க நீ யார்? என போராடும் கோபம், குறளின் தமிழை சிலாகிக்கும் மனம் என பேரா. செ. நெ. தெயவநாயகம் தமிழின் அடையாளம் மட்டுமல்ல. தமிழினத்தின் அணிகலனும் கூட.

●